M. A. H. Taha
Bahgat Abdel Hameed Thabet
Khaled Abd-El-Aziz Atalla Atalla

Lesões vasculares abdominais

M. A. H. Taha
Bahgat Abdel Hameed Thabet
Khaled Abd-El-Aziz Atalla Atalla

Lesões vasculares abdominais

ScienciaScripts

Cover image: www.ingimage.com

This book is a translation from the original published under ISBN 978-3-659-86886-3.

Publisher:
Sciencia Scripts
is a trademark of
Dodo Books Indian Ocean Ltd. and OmniScriptum S.R.L publishing group

120 High Road, East Finchley, London, N2 9ED, United Kingdom
Str. Armeneasca 28/1, office 1, Chisinau MD-2012, Republic of Moldova, Europe
Managing Directors: Ieva Konstantinova, Victoria Ursu
info@omniscriptum.com

Printed at: see last page
ISBN: 978-620-8-51284-2

Agradecimentos

Em primeiro lugar, e não menos importante, agradeço a ***Deus*** por ter abençoado este trabalho até ao fim, como uma pequena parte da sua generosa ajuda ao longo da minha vida.

Tenho a honra de expressar os meus sinceros agradecimentos ao ***Prof. Bahgat Abdel Hameed Thabet,*** Professor de Cirurgia Vascular, Faculdade de Medicina, Universidade de Assuit. Bahgat Abdel Hameed Thabet, Professor de Cirurgia Vascular, Faculdade de Medicina, Universidade de Assuit. Sem a sua ajuda e orientação, a realização deste trabalho não poderia ser um facto, tendo ele despendido muito do seu precioso tempo na revisão desta revisão. Nenhuma palavra é suficiente para expressar a minha atitude e a minha gratidão.

Hesham Aly Reyad, Professor de Cirurgia Geral, Faculdade de Medicina, Universidade de Assuit, pela sua generosa ajuda, orientação, encorajamento gentil e conselhos muito proveitosos durante a supervisão deste trabalho.

Os meus agradecimentos e a minha gratidão ao ***Dr. DR. Khaled Abd-El-Aziz Atalla,*** Professor de Cirurgia Vascular, Faculdade de Medicina, Universidade de Assuit, pela sua valiosa supervisão e conselhos benéficos

Um grande obrigado à minha família e aos meus colegas pelo seu amável apoio durante a realização deste trabalho, e a todas as pessoas que colaboraram na sua realização.

Mohamed Abdalla Hifny Taha

Lista de abreviaturas

(AL)	Abbreviated Laparotomy
(DC)	Damage Control
(DPL)	Diagnostic peritoneal lavage
(GSW)	Gunshot wound
(IMA)	Inferior mesenteric artery
(IMV)	Inferior mesenteric vein
(IVC)	Inferior vena cava
(IR)	Interventional radiology
(IVP)	Intravenous pyelograms
(LRA)	Left renal artery
(LRV)	Left renal vein
(LAC_USC)	Los Angeles County and the University of Southern California Medical Center
(MSOF)	Multiple system organ failure
(rFVIIa)	Recombinant activated factor VII
(RPH)	Retroperitoneal hematoma
(SMA),	Superior mesenteric artery
(SMV)	Superior mesenteric vein
(SICU)	Surgical intensive care unit

ÍNDICE DE CONTEÚDOS

Introdução

As lesões vasculares abdominais estão entre as lesões mais letais sofridas pelos doentes vítimas de traumatismos e a sua gestão é repleta de dificuldades, apresentando inúmeros desafios para o cirurgião de trauma moderno. A maioria destes doentes chega aos centros de trauma em choque profundo secundário a uma perda de sangue maciça que é frequentemente implacável. Os pacientes que sofrem lesões vasculares abdominais exemplificam melhor o ciclo vicioso de choque, acidose, hipotermia, coagulopatia e disritmias cardíacas ***(Asensio & Lejarraga 2000)***. Além disso, muitos doentes apresentam-se em paragem cardiorrespiratória, necessitando de medidas drásticas para salvar a vida, tais como toracotomia no serviço de urgência, pinçamento da aorta e ressuscitação cardiopulmonar aberta, para terem alguma hipótese de chegarem vivos a uma sala de operações ***(Asensio et al., 2000)***. Para agravar o problema, a exposição dos vasos hemorrágicos retroperitoneais é bastante difícil, e requer dissecção extensa e mobilização dos órgãos intra-abdominais. Estas manobras são demoradas e repletas de armadilhas, uma vez que a dissecção rápida através de grandes hematomas retroperitoneais pode levar a lesões iatrogénicas em doentes que não podem suportar mais hemorragias não controladas. As lesões vasculares abdominais raramente são isoladas. De facto, as lesões múltiplas associadas são a regra e não a exceção, aumentando não só a gravidade, mas também o tempo necessário para reparar muitas destas lesões associadas, frequentemente críticas ***(Asensio et al., 2000)***. Além disso, as lesões vasculares abdominais caracterizam-se por uma perda maciça de sangue, necessitando de grandes quantidades de cristalóides, sangue e produtos sanguíneos para a reposição do volume intravascular. Juntamente com a necessidade frequente de pinçamento cruzado da aorta ou de outros vasos intra-abdominais importantes, este cenário predispõe estes pacientes ao desenvolvimento de lesões de reperfusão e suas sequelas ***(Asensio & Lejarraga 2000)***.

O conceito de "bail out", popularizado por Stone et al. ***(Stone et al., 1983)*** no início da década de 1980 e mais tarde conhecido como "controlo de danos", é normalmente aplicado a doentes com lesões vasculares abdominais. Da mesma forma, estes doentes exigem frequentemente encerramentos heróicos da parede abdominal com materiais protésicos, o que inicia um ciclo de reintervenções cirúrgicas frequentes, acrescentando insultos fisiológicos múltiplos e aditivos a um doente já comprometido ***(Feliciano et al., 1999)***. O dilema clássico de como reparar lesões vasculares em condições de contaminação maciça, evitando infecções de enxertos e extravasamentos de vasos, continua a ser um dos problemas mais difíceis que os cirurgiões de trauma modernos enfrentam ***(Feliciano 1996)***. Os processos sépticos e a falência de múltiplos órgãos do sistema (MSOF) são complicações frequentes encontradas nestes doentes, precipitadas por choque profundo, hipoperfusão dos tecidos, reposição maciça de volume sanguíneo, edema generalizado e contaminação prolongada. Todos estes factores conspiram claramente para produzir elevadas taxas de morbilidade e mortalidade nos doentes que sofrem estas lesões ***(Moore 1996)***. É evidente que a melhoria dos resultados é geralmente o resultado de intervenções cirúrgicas expeditas e precisas por parte de cirurgiões de trauma com uma vasta experiência na gestão destas lesões, juntamente com o vasto arsenal cirúrgico necessário para as tratar eficazmente ***(Moore et al., 1998)***.

As mortes tardias ocorrem normalmente devido a sépsis, falência de múltiplos órgãos e sequelas de isquémia intestinal naqueles que sobrevivem à intervenção cirúrgica inicial. (A chave para uma gestão bem sucedida destas lesões é uma combinação de um conhecimento profundo da anatomia complexa destes vasos e das técnicas de controlo proximal e distal combinadas com a aplicação selectiva de reparação primária, bypass e ligadura. Mais importante ainda, a experiência do cirurgião de trauma é o fator chave para alcançar resultados bem sucedidos ***(Feliciano et al., 1999)***.

Objetivo do trabalho

O objetivo desta revisão é analisar a incidência, o mecanismo de lesão, a fisiopatologia, a avaliação clínica e diagnóstica e os princípios gerais de tratamento destas lesões, com especial destaque para o procedimento de controlo de danos e os novos avanços no tratamento endovascular das lesões vasculares abdominais.

Perspetiva histórica

Perspetiva histórica:

Algumas das primeiras contribuições para o desenvolvimento da cirurgia vascular foram feitas por Eck, um cirurgião russo que, em 1877, foi o primeiro a efetuar uma união permanente entre dois vasos sanguíneos intra-abdominais. Quando efectuou uma anastomose entre a veia porta e a veia cava inferior. Em 1897, Silberberg suturou com sucesso artérias, incluindo a aorta abdominal, e em 1899, Dorfler recomendou o uso de agulhas redondas finas e suturas para reparar todas as camadas do vaso. A sua técnica foi bem sucedida em 12 de 16 experiências. Da mesma forma, em 1900, Payr realizou anastomose arterial por invaginação utilizando anéis de magnésio. Outro avanço foi feito em 1901, quando Clermont realizou com sucesso uma anastomose término-terminal de uma veia cava inferior dividida com uma sutura contínua de seda fina ***(Feliciano et al., 1999)***.

Em 1950, Oubert substituiu uma bifurcação aórtica trombosada por um homoenxerto arterial e, em 1951, Dubost ressecou um aneurisma da aorta abdominal e restaurou a continuidade arterial com um homoenxerto da aorta torácica. Julian, DeBakey e Szilagyi realizaram operações semelhantes pouco tempo depois. Em 1956, Voorhees foi o pioneiro em enxertos protéticos da aorta abdominal ***(Feliciano et al., 1999)***.

Incidência

Incidência:

As lesões vasculares abdominais são observadas com muito mais frequência em centros de trauma urbanos movimentados do que durante conflitos militares. Alguns dos dados mais importantes relativos a estas lesões foram recolhidos por DeBakey e outros que, em 1946, relataram 2471 lesões arteriais da Segunda Guerra Mundial, incluindo 49 lesões intra-abdominais, o que corresponde a uma incidência de 2%. Em 1958, Hughes relatou 304 lesões arteriais da Guerra da Coreia, das quais apenas 7 ocorreram nas artérias ilíacas, representando uma incidência de 2,3%. Em 1970, Rich et al. relataram uma série de 1 000 lesões arteriais da Guerra do Vietname, das quais 29, ou 2,9%, envolviam os vasos abdominais. Billy et al., em 1971, relataram a experiência do Vietname com lesões da aorta que envolviam 138 vasos, dos quais 33 eram lesões da aorta abdominal, sem menção de quaisquer lesões dos vasos sanguíneos viscerais ***(Billy et al., 1971)***.

No domínio civil, as revisões efectuadas por Feliciano et al, que descrevem uma experiência de um ano com 456 lesões vasculares e cardíacas, não registaram lesões do eixo celíaco, 4 lesões da artéria mesentérica superior (AMS) e 2 da artéria mesentérica inferior (AMI), e 9 lesões da veia mesentérica superior (VMS) e 2 da veia mesentérica inferior (VMI). No maior estudo epidemiológico civil da literatura, Mattox et al relataram 5760 lesões cardiovasculares em 4459 pacientes, numa experiência de 30 anos. Foi registado um total de 216 lesões de vasos mesentéricos, mas não foi indicado se existiam lesões do eixo celíaco, da AMS, da AMI, da VSM ou da VMI. A maior parte destes vasos não eram provavelmente vasos designados. O que é óbvio a partir destes extensos estudos epidemiológicos militares e civis é que a incidência de lesões vasculares viscerais continua a ser bastante baixa ***(Mattox et al., 1989)***. Na literatura, há poucas informações sobre a primeira experiência relatada de lesão do eixo celíaco. O mesmo se aplica às lesões da AMS por traumatismo contundente. O SMV também foi lesado e ligado. Este relato também pode representar a primeira tentativa de tratamento de um SMV lesionado. Em 1967,

Shirkey et al relataram o primeiro sobrevivente, um paciente que sofreu uma lesão na AMS proximal a qualquer um de seus ramos. Na sua revisão da literatura, encontraram apenas 16 lesões deste vaso previamente relatadas ***(Shirkey et al., 1967)***.

Tanto quanto se pode apurar, Kleitsch et al, em 1957, relataram um doente que sofreu uma lesão combinada da AMS/VSM devido a um ferimento de bala (GSW), que foi tratado por arteriorrafia e venorrafia lateral.

Fleming, em 1961, também relatou um paciente que sofreu um ferimento de bala e a AMS e VSM, ambos tratados por reparação primária. Estes casos podem ser os primeiros casos relatados de reparação da SMV, bem como os primeiros casos relatados de sobreviventes de lesões combinadas da SMA e da SMV ***(Fleming 1961)***.

Não foram encontrados relatos na literatura que descrevam os primeiros casos relatados de lesões do eixo celíaco, da IMA ou da VMI.

Uma revisão de várias grandes séries na literatura confirma a escassez de lesões vasculares viscerais. Patman et al, em 1964, relataram uma série de 12 anos de 256 pacientes admitidos com o diagnóstico de lesão arterial; apenas cinco vasos viscerais foram lesados, incluindo um eixo celíaco, quatro SMAs e uma IMA. Perdue e Smith, em 1968, relataram uma série de 10 anos, compreendendo 90 pacientes admitidos com lesões vasculares intra-abdominais agudas, das quais quatro eram SMA e uma, IMA ***(Perdue & Smith 1968)***.

Drapanas et al, em 1970, relataram uma experiência de 27 anos com 226 pacientes admitidos com lesões arteriais, entre os quais havia apenas três lesões da AMS. Perry et al, em 1970, relataram uma experiência de 18 anos com 120 pacientes que sofreram 508 lesões arteriais significativas, das quais apenas 7 eram lesões arteriais viscerais, incluindo 2 lesões do eixo celíaco e 7 lesões da AMS. Hardy et al, em 1975, relataram uma série de 353 pacientes que sofreram lesões arteriais ao longo de 17 anos, das quais 9 eram lesões vasculares viscerais. Cheek et al., em 1975, relataram uma série de 200 doentes admitidos durante um período de 6 anos, não tendo sido relatadas lesões vasculares viscerais ***(Cheek et al., 1975)***.

As revisões de séries grandes e mais actuais de lesões vasculares abdominais efectuadas por ***Asensio et al., 2000; Tyburski et al., 2001*** e ***Davis et al., 2001*** são também consistentes com uma baixa incidência de lesões dos vasos viscerais. A partir de revisões destas grandes séries que tratam do tratamento de lesões arteriais e, mais especificamente, de lesões vasculares abdominais, pode estimar-se que a incidência destas lesões se situa entre 0,01% e 0,1% de todas as lesões vasculares. A incidência no Condado de Los Angeles e no Centro Médico da Universidade do Sul da Califórnia (LAC_USC) é de 0,09% ***(Asensio et al., 1999)***.

ANATOMIA E CIRCULAÇÃO COLATERAL:

A artéria celíaca, a AMS e a AMI nascem diretamente do aspeto anterior da aorta abdominal e irrigam o intestino anterior, o intestino médio e o intestino posterior, respetivamente. Estes três vasos, que irrigam o intestino delgado e grosso, transportam aproximadamente 20% a 25% do débito cardíaco total. O eixo celíaco nasce da superfície anterior da aorta, logo abaixo do hiato aórtico do diafragma, ao nível da vértebra T12.

Normalmente mede entre 1,0 e 1,5 cm de comprimento. Na sua origem está rodeado por um denso plexo de tecido neural, incluindo os gânglios celíacos. A saída deste vaso situa-se profundamente, bem posteriormente no abdómen e está rodeado por órgãos importantes, como o pâncreas, o duodeno e o sistema venoso portal.

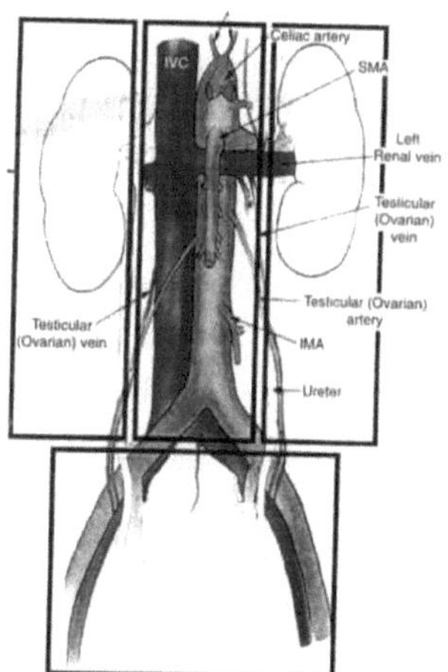

Figura 1: Zonas de traumatismo abdominal.

Depois de atravessar a crura do diafragma, divide-se nas artérias esplénica, gástrica esquerda e hepática comum. É o chamado *tripé de Haller*. Esta trifurcação ocorre na borda superior do pâncreas ***(Flannigan 1992)***. De acordo com Strandness, 90% dos pacientes possuem os três ramos principais; no entanto, dois ramos são encontrados em 11%, com a seguinte distribuição: gástrico e esplénico em 5,5%, hepático e esplénico em 3,5%, e hepático e esplénico em 1,5% ***(Flannigan 1992)***.

A AMS também se origina da superfície anterior da aorta, aproximadamente 1,5 cm abaixo do eixo celíaco, aproximadamente ao nível de L1. A origem da AMS, tal como a do eixo celíaco, também está rodeada por tecido neural densamente aderente. Está também rodeada pelo pâncreas, pela veia porta e pelo duodeno. A AMS tem quatro partes, ou zonas. A zona I compreende o tronco da AMS desde a sua origem na superfície anterior da aorta até ao ponto em que dá origem ao seu primeiro ramo principal, a artéria duodenal pancreática inferior. A zona II é a porção do tronco da AMS distal à origem da artéria duodenal pancreática inferior e à origem da artéria cólica média. A zona III é o tronco da AMS distal à origem da artéria cólica média até à porção da artéria onde se originam os ramos segmentares principais. A zona IV é constituída pelos ramos segmentares jejunais e ileais, tais como o ileocólico, o cólico direito e outros ramos cólicos ***(Flannigan 1992)***.

A AIM é o mais pequeno dos três vasos principais que irrigam as vísceras abdominais. Também se origina da superfície anterior da aorta abdominal a cerca de 3 a 4 cm antes de se bifurcar nas artérias ilíacas. Este vaso mede aproximadamente 1 cm de comprimento e divide-se em três ramos que irrigam o cólon esquerdo e a porção sigmoide e superior do reto ***(Bongard et al., 1991)***.

Todas as três artérias viscerais comunicam por circulação colateral. O eixo celíaco está ligado à AMS pelas artérias pancreaticoduodenais superior e inferior e sua rede anastomótica na cabeça do pâncreas. Além disso, o eixo celíaco também tem ligações com vasos que irrigam o diafragma, o esófago e as regiões intercostais, para além da parede abdominal. A AMS comunica-se com a AIM através da artéria marginal de Drummond, que corre no cólon transverso adjacente ao mesentério. A artéria marginal de Drummond é também a artéria funcional do cólon, para onde fluem ramos da AMS e da AIM. Esta artéria é geralmente subdesenvolvida na região da flexura esplénica num número significativo de doentes, o que explica a ocorrência de lesões isquémicas do cólon na flexura esplénica ***(Friedman 1989)***.

Um vaso colateral que pode ser particularmente proeminente é a artéria meandrante de Riolan, que corre na raiz do mesocólon entre as origens da AMS e da

AIM. Este vaso pode estar presente em aproximadamente dois terços dos indivíduos normais e não é uma artéria marginal hipertrofiada. A AIM tem um padrão colateral bem conhecido que comunica com os ramos rectal médio e inferior das artérias ilíacas internas ***(Friedman 1989)***.

Os padrões anastomóticos entre a AMS e o eixo celíaco, e entre a AMS e a AMI, são muito menos desenvolvidos do que entre o eixo celíaco e a AMI. Por conseguinte, a oclusão aguda da AMS não é bem tolerada por um número significativo de doentes. As suas conexões colaterais relativamente pouco desenvolvidas tornam-na essencialmente uma artéria terminal ***(Bongard et al., 1991)***.

A VMI drena o terço superior do reto, o cólon sigmoide e o cólon descendente. Ela cursa superiormente na parede abdominal posterior em posição retroperitoneal e encontra-se adjacente ao ligamento de Treitz, onde mergulha posteriormente profundamente ao pâncreas e junta-se à veia esplénica. A VSM localiza-se à direita da AMS, pois percorre a base do mesentério juntamente com a artéria e recebe o fluxo venoso do jejuno, do íleo, do apêndice, do ceco, dos cólons ascendente e transverso e de partes do pâncreas e do duodeno. Tem afluentes com os mesmos nomes que os da artéria que a acompanha.

Este vaso segue em direção superior, atravessando o duodeno, e localiza-se diretamente atrás do pâncreas, no colo. A confluência da VMI e da veia esplénica, bem como da VSM, forma a veia porta numa localização retropancreática. A veia porta está localizada posterolateralmente dentro da porta hepática à medida que sobe profundamente para entrar no fígado ***(Flannigan 1992)***.

Localização anatómica da lesão

Localização anatómica da lesão:

As lesões vasculares abdominais associadas a traumatismos contundentes ocorrem mais frequentemente nas artérias e veias abdominais superiores; no entanto, as lesões penetrantes são imprevisíveis, uma vez que as trajectórias dos projécteis não podem ser previstas com frequência. Consequentemente, podem ocorrer em qualquer área do abdómen, afectando normalmente mais do que um vaso. Existem poucos dados disponíveis sobre o efeito cumulativo da lesão de múltiplos vasos na mortalidade. Devido à grande proximidade entre as artérias e as veias abdominais, podem ocorrer fístulas arteriovenosas, embora sejam pouco frequentes ***(Feliciano et al., 1999)***.

A aorta abdominal e a veia cava inferior podem ser lesadas na localização suprarrenal ou infrarrenal, enquanto a veia cava inferior pode ser lesada na sua localização retro-hepática, sendo uma das lesões mais letais conhecidas pelo homem. A artéria mesentérica superior pode ser lesada em qualquer uma das suas quatro zonas e a veia mesentérica superior pode ser lesada na sua localização infrapancreática ou retropancreática.

A veia porta pode ser lesada na sua origem, na confluência das veias mesentérica superior e esplénica, ou pode ser lesada isoladamente dentro dos limites da tríade portal. A artéria renal pode ser lesada em qualquer uma das suas três partes, e as veias renais podem ser lesadas na sua confluência com a veia cava inferior ou no hilo renal ***(Asensio & Lejarraga 2000)***.

O eixo celíaco pode ser lesado no tronco principal ou em qualquer um dos seus ramos, enquanto a AMS pode ser lesada em qualquer uma das suas quatro zonas ***(Asensio 2000)*** . Da mesma forma, o SMV pode ser lesado na sua localização infrapancreática ou retropancreática. A IMA pode ser lesada na sua descolagem da aorta, enquanto a VMI, que tem um trajeto relativamente longo, pode ser lesada em qualquer ponto ao longo de todo o seu comprimento, no ligamento de Treitz, ou no seu segmento retropancreático antes de se juntar à veia esplénica ***(Asensio et al., 2000)***. Poucos dados estão disponíveis na literatura sobre o efeito cumulativo na mortalidade para múltiplos vasos lesados. Recentemente, Asensio et al. relataram uma grande série de 302 lesões vasculares abdominais recolhidas ao longo de um período de 6 anos e correlacionaram as lesões de múltiplos vasos com a mortalidade. Destes 302 doentes, 160 sofreram uma lesão de um vaso abdominal, com uma taxa de mortalidade de 45%, 102 sofreram duas lesões de vasos abdominais, com uma taxa de mortalidade de 60%, e 33 doentes sofreram três lesões de vasos abdominais, com uma taxa de mortalidade de 73%. Um total de cinco doentes sofreram quatro, cinco e seis lesões de vasos abdominais, respetivamente, para uma taxa de mortalidade de 100%. Houve um total de 504 vasos lesados nesses 302 pacientes, com uma média de 1,67 vasos lesados por paciente. Recentemente, Tyburski et al. também relataram uma grande série composta por 470 pacientes acumulados durante um período de 17,5 anos que sofreram 731 lesões de vasos abdominais ***(Tyburski et al., 2001)***. A mortalidade foi correlacionada com o número total de lesões vasculares e não vasculares; contudo, o autor não descreveu o efeito cumulativo na mortalidade das lesões associadas dos vasos abdominais. Davis et al relataram uma experiência de 10 anos com 300 pacientes que sofreram lesões vasculares abdominais. Um total de 175 sofreram uma lesão de um vaso; 77, duas lesões de vasos; 34, três lesões de vasos abdominais; 12, quatro lesões de vasos abdominais; e 2, cinco e seis lesões de vasos abdominais, respetivamente. No entanto, estes autores não referiram a taxa de mortalidade aditiva de múltiplos vasos lesionados ***(Davis et al., 2001)***.

Em 1972, Fullen et al. descreveram uma classificação da lesão baseada em dois esquemas: (1) a localização anatómica da lesão e (2) o grau de isquemia intestinal ***(Fullen et al., 1972).***

Mecanismo de lesão

MECANISMOS DE LESÃO:

As lesões abdominais penetrantes são, de longe, as causas mais comuns de lesões vasculares abdominais, incluindo os vasos sanguíneos viscerais, e representam 90% a 95% destas lesões ***(Asensio 2000)***. Os traumatismos vasculares abdominais contundentes são menos frequentes, com uma incidência de cerca de 5% a 10%. Os traumatismos abdominais penetrantes resultam geralmente de ferimentos provocados por mísseis e facadas. Os traumatismos contusos resultam de acidentes com veículos a motor, impactos diretos e, raramente, quedas de grandes alturas. Uma revisão da literatura mostra que a maioria das lesões do eixo celíaco é causada por penetração ***(Asensio et al., 2000)***.

As lesões vasculares viscerais causadas por traumatismo contundente ocorrem mais frequentemente na AMS, embora raramente as lesões do eixo celíaco possam ser causadas por traumatismo contundente. Também foi relatada a ocorrência de lesões contundentes no SMV. Existem poucos dados detalhando os mecanismos de lesão contundente e as lesões do IMA e do IMV. As lesões penetrantes são imprevisíveis, uma vez que as trajectórias dos mísseis não podem ser previstas; consequentemente, podem ocorrer em qualquer área do abdómen, afectando mais do que um vaso. As lesões vasculares viscerais não são exceção ***(Asensio et al., 2000)***.

A maioria das lesões da AMS descritas na literatura resulta de traumatismo penetrante. Em 1967, Shirkey et al. relataram um caso causado por traumatismo penetrante e fizeram uma revisão da literatura. A experiência consistiu em 12 outros casos, todos causados por trauma penetrante. Fullen et al, em 1972, relataram oito lesões da AMS, todas por trauma penetrante. Graham et al, na maior série da literatura, compreendendo 66 pacientes durante um período de 15 anos, relataram 62 pacientes com trauma penetrante e 4 pacientes com trauma contuso. Lucas et al, em 1981, relataram 13 lesões da AMS, das quais 2 foram causadas por traumas contundentes, enquanto Sirinek e Levine, em 1983, relataram 25 lesões dos vasos mesentéricos superiores, das quais nenhuma foi causada por mecanismos contundentes de lesão. Courcy et al, em 1984, relataram a maior série de lesões da AMS e VSM causadas por trauma contuso, compreendendo 13 pacientes. Na série de Accola et al, 20 dos 22 pacientes apresentavam lesões penetrantes ***(Accola et al., 1986)***.

Asensio et al, em 1999, relataram 35 pacientes, dos quais 27 foram admitidos com lesões penetrantes (77%) e 8, com lesões contundentes (23%) ***(Asensio et al., 1999)***.

Costumava pensar-se que as lesões da AMS eram predominantemente causadas por traumatismos penetrantes. Recentemente, Asensio et al., num estudo multi-institucional de 250 doentes com lesões da AMS em 34 centros de trauma nos Estados Unidos, relataram uma incidência de 48% de lesões contundentes. Do mesmo modo, a maioria das lesões dos vasos venosos viscerais resulta de traumatismos penetrantes ***(Asensio et al., 2001)***.

Aproximadamente 25% de todos os pacientes submetidos a laparotomias por ferimentos de bala no abdómen terão sofrido lesões vasculares abdominais, enquanto 10% dos pacientes submetidos a laparotomia exploratória por ferimentos de faca no abdómen terão sofrido lesões vasculares abdominais ***(Feliciano et al., 1999)***.

Fisiopatologia

Fisiopatologia:

Os agentes de ferimento e as suas consequências

Na prática civil, o traumatismo vascular abdominal penetrante está mais frequentemente relacionado com agressões (90 a 95% dos casos) ***(Asensio et al., 2001)*** com facas ou tiros. Na Europa, devido à atual legislação sobre armas de fogo, as facadas são mais frequentes do que os ferimentos por arma de fogo, ao contrário do que se observa nos Estados Unidos ***(Tyburski et al., 2001)*** . Em França, as espingardas de caça ou de caça são as mais frequentemente utilizadas. As munições são pesadas e deformam-se com o impacto. As armas militares são também utilizadas em agressões relacionadas com o crime; os seus projécteis de alta velocidade provocam danos consideráveis por cavitação. Os fragmentos têm uma forma irregular e dividem-se em projécteis secundários ***(Asensio et al., 2000).***

Perfil lesional

Ao contrário do que se observa no traumatismo abdominal fechado, existe uma grande variedade de lesões possíveis. A transecção parcial ou completa do vaso, com ou sem perda de substância, é a mais frequente. Quando se trata de projécteis, a contração e coagulação dos vasos pode levar à paragem espontânea da hemorragia e, excecionalmente, pode ocorrer fístula arteriovenosa aguda ***(Feliciano 1988).***

A lesão da aorta é a mais comum, ocorrendo num quarto dos doentes com lesões vasculares abdominais ***(Bowley et al., 2002).*** A veia cava inferior (VCI) é a veia mais frequentemente envolvida, representando aproximadamente um terço dos doentes com lesões vasculares do abdómen. Neste contexto, a hemorragia é limitada pelo sistema de baixa pressão nas veias, o que explica o facto de os doentes chegarem vivos ao hospital. As lesões combinadas mais comuns envolvem traumas arteriais e venosos, sendo especialmente frequentes nos vasos ilíacos e mesentéricos superiores, devido à sua proximidade anatómica *(Asensio et al., 2003)*.

Manifestações de feridas vasculares

A hemorragia inunda o peritoneu ou permanece confinada ao espaço retroperitoneal.

- **Sangue livre no peritoneu**

A hemorragia incessante, sem possibilidade de hemostasia espontânea, resulta num hemoperitoneu maciço. A hemorragia maciça provoca choque hemodinâmico e é um fator preditivo de morte *(Bowley et al., 2002)* . O hemoperitoneu de origem venosa pode ser contido e tamponado pela pressão do compartimento abdominal, que, se libertado cirurgicamente, pode resultar em ressangramento cataclísmico e colapso cardiovascular *(Mullins et al., 1996)*.

- **Hematoma retroperitoneal (RPH)**

O hematoma retroperitoneal ocorre em mais de 90% das lesões vasculares abdominais *(Asensio et al., 2000)*. As veias feridas sangram a baixa pressão em espaços contidos e pode ser observada hemostasia espontânea. Os hematomas contidos não são expansivos e são mais comuns à direita. O HPR de origem arterial é vermelho vivo, rapidamente expansivo e ocorre mais frequentemente à esquerda. O HPR foi classificado em vários estudos retrospectivos *(Mullins et al., 1996)*.

A classificação proposta por Feliciano e Asensio et al. parece ser a mais prática (Figura 1). Quando o doente está suficientemente estável para o permitir, a imagiologia orquestra a estratégia terapêutica *(Asensio et al., 2003)* .

Manifestações sistémicas

A morte pode ser imediata, devido ao choque hemorrágico, ou tardia, devido à combinação de hipotermia, acidose e coagulopatia descrita por Moore. O controlo da hipotermia é fundamental: as consequências da hipotermia podem ser revertidas pelo aquecimento, desde que a coagulopatia não seja grave. A arritmia cardíaca é um fator de prognóstico e a disfunção multiorgânica pode ocorrer em qualquer altura durante o curso dos acontecimentos ***(Asensio et al., 2001)***.

LESÕES ASSOCIADAS:

Devido à localização retroperitoneal dos vasos sanguíneos abdominais, bem como à proximidade anatómica de outros órgãos vitais, os vasos viscerais raramente são lesados isoladamente ***(Asensio et al., 2001)***. As lesões múltiplas associadas são a regra e não a exceção. Estima-se que ocorram cerca de duas a quatro lesões intra-abdominais associadas a lesões de vasos sanguíneos viscerais. A taxa depende da etiologia do traumatismo, da localização na parede abdominal onde se encontra o impacto ou a ferida e da direção da força traumática. A Tabela 1 apresenta uma estimativa da probabilidade de lesão de órgãos individuais em associação com lesões vasculares importantes. O traumatismo penetrante é responsável pela maioria das lesões associadas. Ocasionalmente, são lesados vários vasos em doentes que sofrem lesões dos vasos sanguíneos viscerais. Uma combinação de lesões arteriais e venosas parece ser a mais comum de todas as lesões vasculares associadas. A AMS e o VSM são normalmente lesados em conjunto ***(Asensio et al., 2000)***. Asensio et al, em 1999, relataram uma série de 35 lesões da AMS. Nesta série, havia 103 lesões não vasculares associadas e 44 lesões vasculares associadas, para um total de 147 lesões associadas, representando um número médio de 4,2 lesões associadas por paciente. Asensio et al, num estudo de 250 pacientes com lesões da AMS, relataram 84 pacientes com lesões associadas da VSM, para uma incidência de 35% ***(Santucci et al., 2000)***.

Tabela 1: Probabilidade de lesão de órgãos juntamente com lesão vascular importante no abdómen:

	Stabbing	**Gunshot**	**Blunt trauma**
Liver	+	+ +	+ + +
Pancreas	+ +	+	+ +
Stomach	+	+ +	+ +
Kidney	+ + +	+ +	+ +
Spleen	+ +	+	+ + +
Duodenum	+	+	-
Small bowel	+	+ +	+ +
Colon	+ +	+ +	+

Apresentação clínica

O objetivo do diagnóstico é decidir quando ir para o bloco operatório.

Registo histórico

Nos doentes que chegam ao serviço de urgência em estado de choque com sinais de lesão abdominal penetrante ou contundente, a história clínica não acrescenta muito ao tratamento, embora a informação sobre o mecanismo de trauma seja útil para estimar o risco de lesões associadas. Saber exatamente quando ocorreu a lesão e quando o doente ficou inconsciente pode ajudar a prever o resultado.

Os doentes estáveis permitem mais tempo para recolher informações e é possível fazer perguntas diretas sobre a lesão. Isso pode fornecer pistas importantes sobre a possibilidade de lesão vascular importante. Por exemplo, os doentes com hematomas contidos ou estão estáveis ou têm um historial de um período hipotensivo transitório. Esta informação é fácil de obter do pessoal de emergência médica. Os doentes que se queixam de dor abdominal crescente após um traumatismo penetrante ou contundente devem ser suspeitos de hemorragia intraabdominal, especialmente se a pressão arterial estiver a diminuir. A dor nos ombros e a dor ao respirar indicam dor referida por sangue que irrita o diafragma. Os doentes devem ser questionados sobre a dor nas pernas como uma indicação de oclusão arterial ou embolização; isto é particularmente importante após um traumatismo contundente. Uma história de hematúria indica um traumatismo renal ou da bexiga.

Apresentação clínica:

Deve suspeitar-se de lesão vascular major quando a ferida penetrante (entrada e/ou saída) se localiza entre a raiz da coxa e os mamilos ***(Asensio et al., 2001)***, quando a trajetória do projétil passa pelo abdómen e/ou pela pélvis, ou quando é traída por hemorragia exteriorizada. A ausência de pulsos nos membros inferiores pode indicar comprometimento da artéria ilíaca ou da aorta. A distensão abdominal em associação com sinais de anemia aguda e/ou choque hemorrágico é um forte indicador de lesão vascular importante. A posição dos ferimentos de entrada (e saída) permite conjeturar sobre a trajetória e a probabilidade de lesões possíveis ou prováveis. Os ferimentos abdominais junto à linha média são sugestivos de lesão da cava ou da aorta; em particular, um ferimento periumbilical deve levar a suspeitar de uma lesão na bifurcação destes dois vasos. No quadrante superior direito, existe o risco de lesão da veia porta, bem como da veia cava. Uma armadilha comum é a estabilidade falsamente tranquilizadora da RPH contida ***(Mullins et al., 1996)***.

Para os pacientes que sofreram um traumatismo abdominal contundente com ou sem hipotensão, na presença de hematúria macroscópica, o cirurgião de trauma deve suspeitar de lesão dos vasos renais. Em suma, qualquer paciente que apresente uma história de ferimento abdominal penetrante e uma história de hipotensão no local tem uma lesão vascular intra-abdominal até prova em contrário ***(Asensio & Lejarraga 2000)***.

Os achados clínicos, como desconforto e dor abdominal, bem como os achados do exame físico consistentes com irritação peritoneal ou sinais de peritonite, podem dever-se quer à lesão vascular abdominal quer a outras lesões de órgãos abdominais frequentemente associadas a lesões vasculares intra-abdominais ***(Asensio & Lejarraga 2000)***. A presença ou ausência de pulsos femorais, poplíteos, dorsalis pedis e tibiais posteriores deve ser verificada em ambas as extremidades. O Doppler portátil deve ser usado rotineiramente para avaliar o sinal de fluxo desses vasos se o paciente estiver hemodinamicamente estável. Também deve ser utilizado para ouvir sons venosos para verificar se a elevação das extremidades inferiores ou a compressão da barriga da perna aumentam os sinais de fluxo venoso ***(Asensio et al., 2000)***. O índice tornozelo-braquial também deve ser medido.

Investigações

Investigação (estudos complementares):

Os exames laboratoriais e imagiológicos não devem atrasar uma intervenção cirúrgica urgente.

Análises ao sangue

As amostras de sangue podem ser colhidas no bloco operatório. A queda medida nos níveis de hemoglobina/hematócrito pode atrasar a perda real de sangue até que a ressuscitação resulte em hemodiluição. Testes repetidos de hematócrito e gases sanguíneos à beira do leito permitem monitorar de perto o curso da anemia e da acidose.

A imagiologia deve ser realizada apenas nos doentes estáveis: nos quais a laparotomia não está indicada por outras razões, as medidas de diagnóstico adicionais podem identificar lesões vasculares importantes, determinar a extensão das lesões noutros órgãos e facilitar o planeamento do tratamento.

A ecografia pode e deve ser realizada na maioria dos doentes com traumatismo abdominal (independentemente do seu estado), uma vez que se trata de um exame de rastreio à beira do leito que pode ser efectuado no serviço de urgência. O seu principal objetivo é detetar o hemoperitónio como possível fonte de hipotensão, hematoma de grandes dimensões e, frequentemente, hemorragia retroperitonial. No entanto, tem pouca sensibilidade para detetar e excluir lesões noutros órgãos como o intestino, o fígado, o baço e os rins.

A TC torna-se valiosa para avaliar a maioria dos doentes estáveis com traumatismo abdominal. Pode detetar hemoperitónio, hematoma de grandes dimensões, a anatomia exacta do espaço retroperitoneal e lesões de outros órgãos.

Uma injeção intravenosa de material de contraste determina se a hemorragia está em curso e avalia a função e a anatomia do trato urinário *(Neyman et al., 2002)*. A hemorragia ativa pode ser controlada com angiografia e embolização em alguns casos. Uma vez que os modernos aparelhos de TAC podem delinear eficazmente a anatomia vascular, o papel da angiografia é essencialmente terapêutico; esta modalidade de diagnóstico invasivo requer equipamento adequado e a disponibilidade de um operador experiente *(Wolf & Rivkind 2002)*.

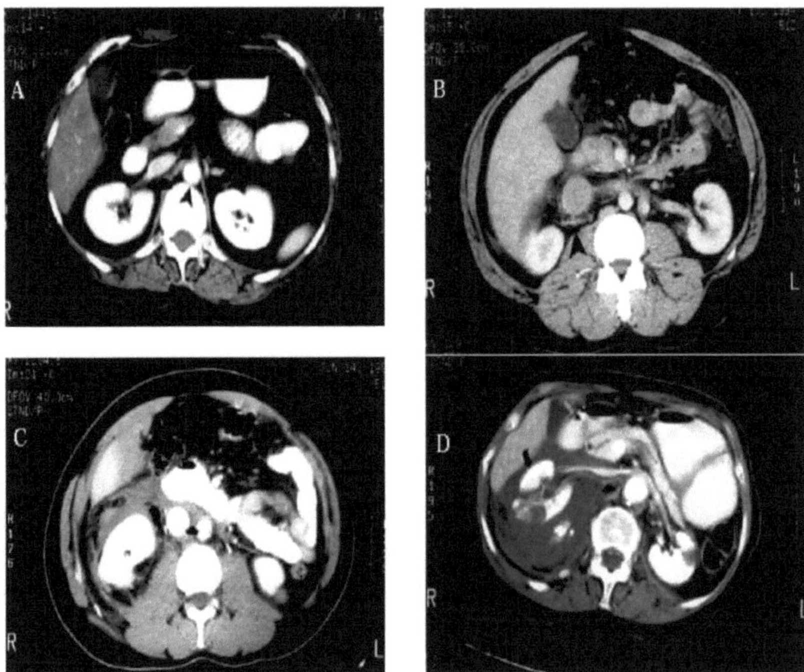

Figura 2: A, TC normal. Note-se que a gordura que envolve a veia cava inferior (seta) e a aorta (cabeça de seta) é normal. B, ZIRPH ligeira. Há uma hemorragia de alta densidade em cadeia atrás da veia cava inferior (ponta de seta). C, ZIRPH moderada. Há líquido anterior à veia cava inferior que oblitera a gordura e envolve a porção transversal do duodeno (setas). D, ZIRH grave. Várias hemorragias de zona 1 e 2 com deslocação da veia cava inferior (seta) e do rim (seta curva). Existe uma laceração renal que se estende até à pélvis com extravasamento ativo de contraste.

A radiografia simples pode ser indicada em doentes com ferimentos de bala para localizar a bala ou identificar gás na cavidade abdominal, mas a maior parte desta informação pode ser obtida através da TC.

A lavagem peritoneal diagnóstica (LPD) era a forma habitual de diagnosticar hemorragias intra-abdominais antes da era da TC.

A pielografia intravenosa (PIV) é uma ferramenta para o diagnóstico de lesões vasculares renais que foi largamente substituída pela TC.

Gestão

Gestão médica:

A reanimação pré, intra e pós-operatória com infusão maciça de cristalóides e transfusão de sangue é frequentemente necessária. A terapia antibiótica de largo espetro é iniciada o mais rapidamente possível. O suporte de oxigénio é contínuo. Deve ser considerada a infusão de fator VIIa *(Asensio et al., 2001)*. Deve ser administrado toxoide tetânico se o estado de vacinação não estiver atualizado. Os níveis de açúcar no sangue devem ser rigorosamente controlados. Devem ser empregues todos os meios possíveis para manter uma temperatura corporal de, pelo menos, 35,5 °C, a fim de evitar a coagulopatia associada. Uma sonda nasogástrica e um cateter vesical são inseridos o mais rapidamente possível ***(Deree et al., 2007)***.

A terapêutica com heparina não é normalmente prescrita para lesões arteriais graves, especialmente da aorta. A heparina também deve ser evitada se houver traumatismo craniano associado ou lesão de órgãos sólidos ***(Van Den Berghe et al., 2001)***.

Tratamento cirúrgico:

Toracotomia de emergência:

A toracotomia ântero-lateral esquerda, no 5° espaço costal, permite o clampeamento cruzado da aorta torácica descendente. Realizada apenas em circunstâncias extremas, os resultados são geralmente catastróficos, com uma sobrevivência que varia entre 0 e 15%. O resultado é melhor quando a toracotomia é efectuada no bloco operatório e não no serviço de urgência ***(Asensio et al., 2004)***. A toracotomia de emergência deve ser reservada para lesões toraco-abdominais destrutivas e paragem cardíaca ***(Deree et al., 2007)***.

Na sala de operações

A instabilidade hemodinâmica exige uma intervenção cirúrgica imediata, sem investigações complementares. A reanimação volémica tem lugar no bloco operatório durante a operação. A laparotomia para hemostasia é efectuada quando a hemorragia exteriorizada, o pneumotórax, o hemotórax ou o tamponamento cardíaco tiverem sido controlados. A avaliação completa de todas as lesões associadas não deve ser negligenciada, especialmente quando as lesões envolvem áreas adjacentes (tórax, pelve) *(Asensio et al., 2004)*.

A formação adequada do pessoal do BO, bem como a instrução sobre a utilização de equipamento especializado (especialmente o aparelho de auto-transfusão ATA) e a disponibilidade imediata de instrumentos vasculares são importantes neste contexto.

Etapas iniciais da operação

O doente é colocado em posição supina, com ambos os braços em abdução. O paciente é preparado e coberto desde a base do pescoço até aos joelhos para permitir uma possível toracotomia ou a colheita de veia safena para uma eventual reconstrução vascular *(Mullins et al., 1996)*. O abdómen é aberto através de uma longa incisão na linha média, do xifoide ao púbis. A ATA deve estar pronta a ser utilizada assim que o peritoneu é penetrado: o operador deve manter o anestesista informado de todos os achados devido ao risco de choque hipovolémico. O sangue livre e os coágulos são evacuados. O sangue recuperado deve ser administrado logo que o operador tenha excluído a hipótese de perfuração intestinal. São colocadas várias compressas de laparotomia grandes em cada quadrante, respeitando as veias renais e a VCI, a fim de preservar a função renal e o enchimento cardíaco direito. O objetivo é parar a hemorragia o mais rapidamente possível. A localização da origem da hemorragia deve ser guiada pelo exame clínico e pelo trajeto presumido da ferida, pela imagiologia (se disponível) e pela topografia do hematoma. O pinçamento da aorta no hiato diafragmático pode ser necessário a qualquer momento, em caso de colapso cardiovascular profundo, parada cardiorrespiratória ou hemorragia incontrolável *(Asensio et al., 2004)*.

Logo que a hemorragia esteja controlada, mesmo que temporariamente, a exposição é concluída para controlar rapidamente qualquer ferida do trato gastrointestinal, o que contra-indicaria a utilização da ATA. Pode então estabelecer-se uma exploração completa e uma lista de lesões que requerem reparação. A compressão é geralmente suficiente para parar a hemorragia venosa, evitando assim lesões iatrogénicas secundárias à utilização de pinças. A exploração da HPR é necessária se o hematoma estiver a expandir-se, a romper-se e/ou a pulsar. O HPR estável pode ser deixado sem exploração, exceto no caso de hematoma central, que deve ser explorado de forma rotineira em traumas penetrantes *(Bageacu et al., 2004)*.

O lugar da laparotomia abreviada (LA)

O objetivo da CA é evitar o círculo vicioso de hipotermia/coagulopatia/acidose. A avaliação repetida de todos os parâmetros de decisão é essencial. A indicação para a CA é fácil de colocar ou, em certos contextos, pode ser rotineira *(Arvieux & Letoublon 2005)*.

Durante a CA, as lesões hemorrágicas são tratadas imediatamente por compressão. A ligadura é frequentemente necessária. O baço e um rim podem ser removidos se estiverem lesionados, o fígado é embalado. As lesões intestinais podem ser isoladas com agrafos mecânicos ou ligadas após obtenção de hemostase temporária. O encerramento da parede abdominal deve ser efectuado sem tensão para evitar um maior insulto isquémico visceral devido à síndrome do compartimento abdominal. Os procedimentos de encerramento podem variar desde o simples encerramento da pele sem encerramento fascial até aos pensos a vácuo ou à técnica do "saco de Bogotá". Ao sair do bloco operatório, o doente deve dirigir-se diretamente para a sala de radiologia: aí, a equipa procura lesões não detectadas, verifica todas as reparações e, se necessário, efectua a embolização. Mais tarde, quando a temperatura corporal tiver voltado ao normal e a acidose tiver sido corrigida, pode ser efectuada a reparação cirúrgica definitiva *(Offner et al., 2001)*.

Abordagem e controlo temporário das lesões vasculares:

Para o controlo de todos os locais e tipos de hemorragia, a compressão direta é o passo inicial. A compressão é depois libertada progressivamente, expondo cada lesão e permitindo um controlo mais preciso. O controlo vascular pode ser obtido através de fitas vasculares, pinças vasculares, pinças bulldog ou cateteres balão introduzidos na lesão vascular, dependendo do calibre do vaso lesado, da disponibilidade de competências cirúrgicas especializadas e da rapidez e hábitos do cirurgião responsável. As feridas venosas são geralmente incessantes e a localização da origem é por vezes difícil ou mesmo impossível. O controlo do vaso acima e abaixo da lesão é útil neste contexto. Durante o clampeamento arterial, na ausência de contra-indicações e de coagulopatia, a heparina é administrada na dose de 0,5 mg/kg *(Tillman et al., 2006)*.

Na zona central supra-cólica central

- Abordagem e controlo da aorta suprarrenal

O pinçamento da aorta no hiato diafragmático é um procedimento complexo devido à sua localização profunda. A retração do fígado esquerdo expõe a crura do diafragma. O omento menor é aberto amplamente, o estômago é empurrado para a esquerda; a identificação do esófago é auxiliada pela palpação da sonda nasogástrica, que por vezes tem de ser libertada da crus esquerda. A aorta é facilmente encontrada passando pelo seu próprio hiato à esquerda ou passando pela crus direita *(Mullins et al., 1996)*. Sem circundar completamente a aorta, os tecidos periaórticos são abertos e uma pinça vascular é colocada no vaso. A tração dos tecidos periaórticos, logo a seguir à artéria celíaca, ajuda a expor a aorta intra-abdominal proximal e/ou uma frenotomia radial esquerda de 5 cm alarga o hiato para expor a parte distal da aorta torácica. Cateteres de embolectomia Fogarty de grande calibre ou técnicas endovasculares também podem ajudar a garantir a hemostasia. Quando um grande hematoma impede uma dissecção rápida a partir do abdómen, a toracotomia anterior esquerda melhora a exposição. Quando é necessária uma abordagem mais agressiva, uma extensão subcostal esquerda ou mesmo uma incisão toraco-abdominal com divisão do diafragma proporcionará uma melhor exposição ao preço de uma maior morbidade pós-operatória *(Asensio et al., 2004)*.

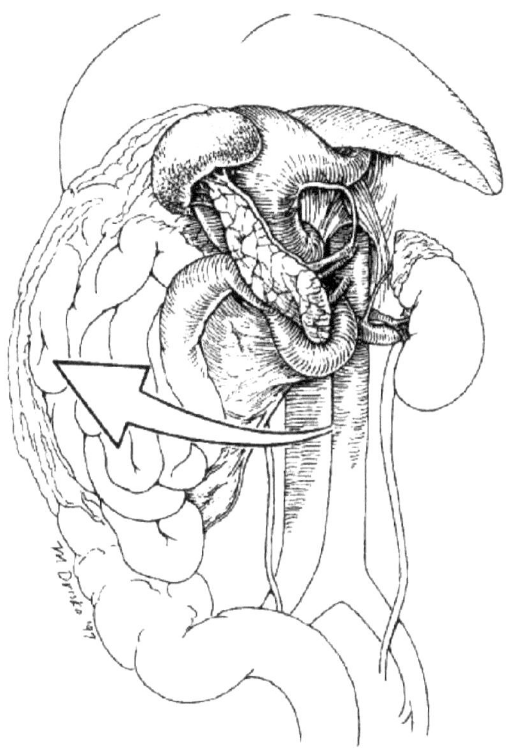

Figura 3: A rotação visceral medial esquerda é utilizada para expor a aorta abdominal superior

Após o controlo temporário da hemorragia, a aorta é exposta, reflectindo as vísceras do lado esquerdo para a direita (Figura 3). Após a divisão do ligamento esplénico suspensor e da fáscia de Toldt *(Asensio et al., 2001)*, é possível abrir o mesogástrio posterior e mobilizar o baço, o pâncreas, o cólon esquerdo e o estômago. O rim esquerdo pode ser mobilizado ou deixado no lugar após a separação dos planos criados pela RPH, a fim de expor toda a aorta e os vasos ilíacos. Se a lesão estiver localizada no aspeto anterior da aorta, é preferível deixar o rim esquerdo no local *(Bageacu et al., 2004)*.

O clampeamento distal ou a inserção de um cateter de embolectomia Fogarty evita o refluxo aórtico. A dissecção deve ser centrífuga, partindo da aorta em direção às colaterais.

- ***Abordagem e controlo do eixo celíaco***

Na lesão da artéria celíaca, a formação da HPR é central, proximal, empurrando o estômago e o pâncreas para frente. A exposição da artéria celíaca requer as mesmas manobras descritas para a aorta através do saco menor: a dissecção do peritônio pré-aórtico a partir do hiato expõe o eixo celíaco em sua origem: a artéria e seus três ramos principais podem então ser controlados. O plexo celíaco pode dificultar esta dissecção ***(Asensio et al., 2001)***.

- ***Abordagem e controlo dos vasos mesentéricos superiores***

Devido à proximidade entre a artéria mesentérica superior (AMS), a veia (VMS) duodenal e o pâncreas, as lesões associadas são frequentes e a dissecção é muitas vezes difícil devido aos tecidos fibrosos densos que cobrem as porções iniciais destes vasos. A isquemia aguda do intestino delgado ocorre raramente, mas é uma forte evidência de uma lesão arterial. É frequente a presença de hemoperitoneu maciço e/ou hematoma mesentérico ***(Mullins et al., 1996)***.

Existem várias abordagens possíveis para a AMS proximal. No caso de um hematoma volumoso na raiz do mesentério, uma abordagem lateral esquerda, começando com a mobilização da fáscia de Toldt esquerda desde a calha até a aorta, é a abordagem preferida, pois é possível pinçar a origem da AMS, sem ser impedida pelo volume do hematoma. Ao elevar a borda inferior do pâncreas, é possível uma abordagem direta anterior, passando pelo mesocólon transverso atrás da flexura duodenojejunal, ou passando pela cavidade menor. No doente estável, a AMS proximal também pode ser abordada pela direita após uma manobra de Kocher alargada: a mobilização do bloco duodenopâncreas é facilitada pelo hematoma. O aspeto superior do duodenopâncreas é baixado; o peritoneu é incisado ao longo do bordo esquerdo da VCI ***(Asensio et al., 2002)***, melhorando o controlo proximal da AMS. Esta abordagem pode ser difícil em situações de emergência. A porção retropancreática dos vasos mesentéricos pode ser alcançada por dissecção no plano avascular atrás do istmo pancreático. No entanto, é frequentemente necessário atravessar a própria glândula pancreática para controlar a hemorragia retropancreática, depois de desenvolver o plano avascular à frente da veia; a operação termina com a realização de uma pancreatectomia distal. Para os vasos mesentéricos situados abaixo do pâncreas, a dissecção direta através do hematoma na raiz do mesentério do intestino delgado conduz frequentemente diretamente à ferida. O controlo proximal e distal pode ser assegurado por pinças vasculares ou cateteres vasculares de Fogarty ***(Mullins et al., 1996)***.

Em termos práticos, durante a CA, o hematoma mesentérico é controlado por ligaduras dos intestinos delgado e grosso ***(Arvieux & Letoublon 2000)***.

No compartimento infra-cólico central

- ***Abordagem e controlo da aorta infrarrenal e do pedículo renal esquerdo***

Um grande hematoma infra-cólico levantando o cólon transverso e o mesocólon é compatível com lesões da aorta infrarrenal ou do pedículo renal esquerdo. O intestino delgado é retraído para a direita e o ligamento de Treitz é dividido, expondo o eixo aorticocaval. O hematoma pode ser aberto à esquerda nos tecidos conjuntivos frouxos, progredindo de caudado para cefálico ao longo da aorta até à veia renal esquerda (VRE). A hemorragia ativa é controlada através da clampagem da aorta imediatamente abaixo da VRL e distalmente, se necessário. Se o hematoma for apenas infrarrenal, a exposição pode ser efectuada rapidamente, empurrando o intestino delgado e o cólon esquerdo para a direita e dissecando a fáscia de Toldt ***(Richardson et al., 1996)***. Isso permite a avaliação do aspeto anterior do pedículo renal também. O aspeto posterior do pedículo é acedido passando por trás da fáscia de Gerota. A dissecção lateral ao longo da aorta atrás e acima do VRE expõe a origem da artéria renal esquerda (ARE) ***(Asensio et al., 2001)***.

- ***Abordagem e controlo da veia cava infra-hepática e do pedículo renal direito***

Levantando o intestino delgado caudado, as feridas cavalares podem ser expostas após a dissecção retroperitoneal. A hemorragia é controlada por compressão acima e abaixo da lesão e, em seguida, se for o caso, pela colocação de uma pinça lateral parcialmente oclusiva. Os controlos distais podem então ser libertados ***(Mullins et al., 1996)***. Quando a ferida é difícil de encontrar ou de controlar, a exposição completa da VCI pode ser obtida mobilizando o cólon direito medialmente

(Figura 4), juntamente com a manobra de Kocher *(Asensio et al., 2001)*. Isto expõe o espaço retroperitoneal em frente à VCI no plano do hematoma e oferece uma boa exposição da VCI infra-hepática para o controlo da ferida da cava. A exposição é adequada para o tratamento de feridas da cavidade lateral direita, lesões da veia renal direita e da artéria renal direita, que está localizada atrás e acima da veia. Quando ocorre hipotensão grave durante as manobras necessárias para a exposição, incluindo dissecção e pinçamento da VCI, pode ser necessário o pinçamento da aorta infrarrenal *(Asensio et al., 2000)*.

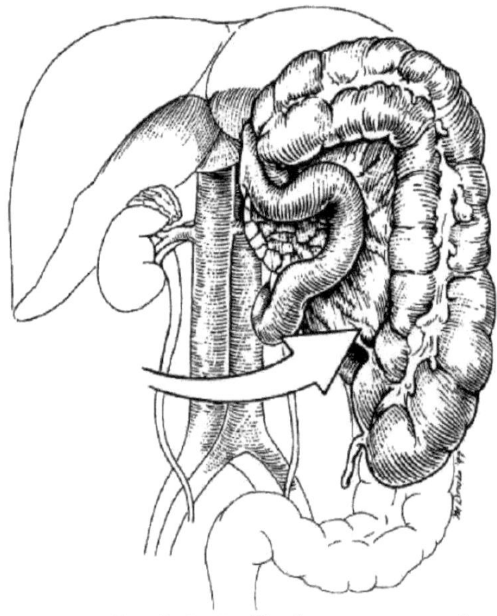

Figura 4: A rotação visceral médica direita é utilizada para expor a veia cava infra-hepática

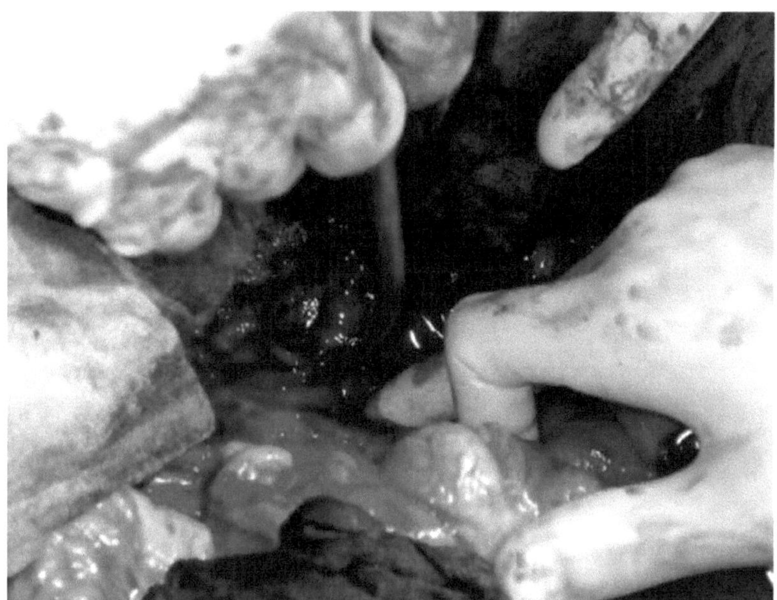

Figura 5. Laparotomia na linha média e visão intra-operatória do lado esquerdo do paciente: ferimento por arma de fogo na veia cava inferior. Controlo da hemorragia por compressão direta. Foram colocadas almofadas abdominais nos quatro quadrantes, permitindo uma exploração sumária. Verificou-se inundação peritoneal com hematoma retroperitoneal intra-hepático. A dissecção da fáscia de Told direita, báscula de vísceras à esquerda, permite identificar a ferida da veia cava inferior (dedo do operador). Uma vez controlada a hemorragia, a exploração pode ser concluída.

- Abordagem e controlo dos vasos mesentéricos inferiores

A abordagem aos vasos mesentéricos inferiores é muito mais direta. Pode ser necessária a divisão do ligamento de Treitz para abrir a área. As lesões da veia mesentérica inferior (VMI) à medida que esta passa atrás do pâncreas podem exigir a incisão do retroperitoneu no bordo inferior do pâncreas e a reflexão cefálica do pâncreas para expor e controlar a ferida. A abertura dos tecidos conjuntivos frouxos no mesocólon esquerdo, ao longo do aspeto lateral esquerdo da aorta, conduz à artéria mesentérica inferior (AMI). A dissecção da fáscia de Toldt ajuda a localizar a AIM. Esta pequena artéria raramente é lesada e as lesões isoladas da AIM raramente estão associadas a mortalidade *(Asensio et al., 2002)*.

Nos flancos

- ***Abordagem e controlo dos pedículos renais***

As feridas no pedículo renal constituem lesões renais de estádio IV e V. Apenas a RPH perirrenal estável em pacientes instáveis não deve ser aberta. Em todos os outros casos, o cirurgião pode controlar o pedículo renal seguindo o hematoma, que já dissecou os planos ***(Santucci et al., 2000)***.

No quadrante superior direito

- ***Abordagem e controlo do pedículo hepático***

A lesão da veia porta é rara, mas frequentemente associada a lesão concomitante do ducto biliar e/ou lesão da artéria hepática. A abordagem do pedículo hepático é difícil devido ao espaço reduzido em que se encontram os vasos e à proximidade do bloco duodenopancreático fixado posteriormente. Dentro do hematoma, os elementos podem ser difíceis de identificar e as relações entre esses elementos podem ser distorcidas ***(Mullins et al., 1996)***.

Quando se depara com um hematoma supraduodenal e infra-hepático envolvendo o pedículo hepático, é importante realizar uma manobra de Pringle antes de qualquer exploração ***(Feliciano 1990)***. A hemostasia adequada da porção do ligamento hepatoduodenal da artéria hepática é obtida por pressão dos dedos ou com uma pinça vascular em qualquer extremidade do pedículo. A veia porta é libertada do ducto biliar comum, empurrada anteriormente e para a esquerda pelo hematoma, e exercendo tração sobre o pedículo cístico em direção ao fígado. A retirada da flexura hepática do cólon e a mobilização duodenopancreática pela manobra de Kocher melhoram a exposição da veia porta e seus confluentes ***(Bageacu et al., 2004)***. O controlo vascular da artéria celíaca e a manobra de Pringle, completados pelo controlo da artéria gastroduodenal e da artéria hepática esquerda, se presentes, excluirão todo o fluxo arterial para o fígado ***(Feliciano 1990)***.

A mobilização do lobo direito do fígado após a divisão do ligamento triangular aumenta a exposição do pedículo hepático. No entanto, esta manobra pode ser perigosa quando há lesão da veia hepática *(Mullins et al., 1996)*.

A pancreatectomia distal pode por vezes ser necessária para tratar lesões na veia porta atrás do pâncreas. A divisão do pâncreas expõe a confluência portal e permite o controlo dos elementos .

- Abordagem e controlo das lesões vasculares retro-hepáticas

O acesso ao segmento retro-hepático da VCI é dificultado pelo volume do fígado. O acesso supra-hepático é perigoso. A lesão das veias hepáticas ou da VCI retro-hepática cria uma RPH retro-hepática. Estas lesões são raras e frequentemente fatais. Se o hematoma estiver estável, este espaço não deve ser aberto. A abertura deste hematoma retro-hepático conduz geralmente a uma hemorragia catastrófica *(Buckman et al., 2000)*.

Várias técnicas têm sido propostas para diminuir o sangramento excessivo. Todos esses procedimentos são difíceis de realizar em pacientes em choque; na maioria dos casos, uma hemorragia tão grave é melhor controlada pelo tamponamento peri-hepático, particularmente no caso de lesão importante da porção supra-hepática da VCI *(Arvieux & Letoublon 2000)*. Em termos práticos, o operador deve aplicar compressão manual direta, fechando a ferida do fígado e comprimindo o fígado contra as estruturas rígidas próximas. O acondicionamento peri-hepático dá ao doente uma hipótese de sobrevivência *(Richardson et al., 2000)*. Nos raros casos em que o acondicionamento hepático é ineficaz, os ligamentos triangular e coronário devem ser divididos. O lobo direito do fígado é retraído medialmente, dando acesso ao aspeto lateral da VCI retro-hepática e às veias hepáticas *(Asensio et al., 2001)*.

Na lesão hepática provocada por um projétil de alta velocidade, como acontece nos ferimentos de guerra, é frequente já ter ocorrido uma hepatectomia "traumática". O tratamento consiste na "regularização", que pode não só melhorar a hemostasia como também facilitar a exposição retro-hepática para reparação. É necessária a oclusão do fluxo de entrada (manobra de Pringle), juntamente com o acondicionamento contínuo, idealmente com compressas frias; a oclusão vascular total do fígado pode ou não ser necessária. A toracotomia anterior direita com uma frenotomia curta permite o acesso ao átrio direito e ao segmento intratorácico distal da VCI ou, com mais dificuldade, às veias hepáticas ***(Richardson et al., 2000)***.

Na pélvis

- Abordagem e controlo dos vasos pélvicos

Devido à sua localização superficial, estes vasos estão particularmente expostos a ferimentos por arma branca. A artéria ilíaca interna mais profunda está um pouco protegida, mas é mais difícil de aceder quando é ferida por um tiro. A contaminação por feridas genito-urinárias e/ou cólicas associadas é a regra. As técnicas hemostáticas endovasculares realizadas antes, durante ou após a cirurgia podem evitar dissecções traumáticas e hemorragias catastróficas. O tamponamento da cavidade pélvica com compressas abdominais é a melhor técnica; mais tarde, quando o doente estiver estabilizado, pode ser efectuada uma abordagem cuidadosamente planeada dos vasos pélvicos com hemorragia. O tamponamento ineficaz deve ser substituído ou reforçado antes de se tentar uma abordagem direta ***(Asensio et al., 2001)***.

Os vasos ilíacos devem ser abordados diretamente quando uma ferida resulta em hemoperitoneu maciço não controlado ou quando existe uma HPR instável num doente estável. As alças do intestino delgado são empurradas para a direita e o peritoneu parietal posterior é aberto ao nível da bifurcação aórtica. Os mesocólons esquerdo e direito são reflectidos, permitindo que o ceco e o cólon esquerdo sejam retraídos cefalicamente. Coloca-se uma fita vascular de laçada dupla ou uma pinça vascular na origem da artéria ilíaca comum. O ureter deve ser identificado e retirado do campo com uma fita. A artéria ilíaca externa é controlada distalmente com uma fita vascular de laçada dupla ao nível do ligamento inguinal, que pode ser dividido se necessário para a exposição. A tração das duas fitas expõe a origem da artéria ilíaca interna ***(Tillman et al., 2006)***.

Uma veia ilíaca comum lesionada requer a mobilização da artéria ilíaca comum sobrejacente e, na maioria das vezes, é melhor dividir e ligar a artéria proximalmente, especialmente no lado direito, e depois de reparar a veia, reanastomosar as duas extremidades da artéria ilíaca comum ***(Mullins et al., 1996)***.

Tratamento de lesões vasculares

Quando confrontados com uma escolha entre a ligadura vascular e a reparação, devemos lembrar-nos que "parar a hemorragia é mais importante do que evitar a isquemia distal".

Devido ao risco de infeção, o uso de enxertos de veias autólogas é preferível a material protético. Sempre que a substituição protésica é indicada, o calibre é adaptado ao vaso envolvido: a inserção protésica é rápida e pode ser temporária. O encerramento do peritoneu sobre o enxerto protésico reduz o risco de infeção. A interposição de uma omentoplastia está indicada entre a reparação do intestino ou do trato urinário e uma reparação arterial ***(Asensio et al., 2001)***.

Após todas as reparações, a angiografia intra-operatória é o meio ideal para confirmar a permeabilidade e para verificar a ausência de trombose, angulação ou estenose ***(Tillman et al., 2006)***.

Aorta

As lesões da aorta são melhor reparadas com suturas de polipropileno 3/0 a 4/0. Em feridas laterais sem perda de substância, pode ser efectuada uma reparação direta após um corte mínimo da lesão: recomenda-se uma sutura transversal para evitar estenose, embora seja aceitável uma estenose até 50%; esta pode eventualmente ser reparada secundariamente. Nas feridas com perda tangencial de substância, é utilizado um penso protésico. Quando a perda de substância é circunferencial, quer inicialmente quer após o corte, é necessária uma anastomose de ponta a ponta. Se tal não for possível, a interposição de enxertos de veias autólogas (veias femorais superficiais back-to-back) ou, preferencialmente, de próteses sintéticas de 12 a 18 mm permite um ganho de tempo considerável (Figura 6). Se as artérias ramificadas forem lesadas na sua origem, procede-se à reparação da aorta e reimplantam-se os ramos lesados após encerramento dos seus óstios, quer por sutura quer por remendo ***(Asensio et al., 2004)***.

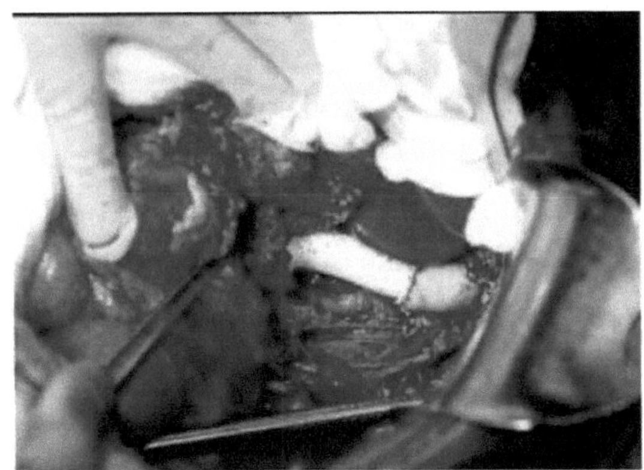

Figura 6. Um homem de 22 anos com um ferimento de bala no quadrante superior direito tinha lesões na área pré-pilórica do estômago e na aorta abdominal supracelíaca. A lesão da aorta foi tratada por meio de ressecção segmentar e substituição por enxerto de politetrafluoretileno (PTFE) de 16 mm. O paciente foi para casa 46 dias após a lesão.

Quando a aorta anterior é ferida, é essencial verificar toda a circunferência, e particularmente o aspeto posterior no caso de ferimentos por facadas. Se o paciente estiver estável, e a aorta infrarrenal necessitar de um enxerto em condições menos favoráveis, o operador pode considerar a ligadura da aorta com um bypass axilo-bifemoral extra-anatómico; a reparação secundária com uma prótese bifurcada aórtica pode ser realizada num momento mais oportuno. Em situações extremas, uma lesão isolada da aorta infrarrenal pode ser ligada com o objetivo de estabilização imediata. Os anestesiologistas devem ser informados antes do despinçamento aórtico para minimizar a queda da pressão arterial e evitar o risco de síndrome de revascularização ***(Richardson et al., 1996)***.

O eixo celíaco

O tratamento da lesão do eixo celíaco é a ligadura: no doente jovem e de boa saúde, a morbilidade é mínima. As lesões da artéria esplénica são tratadas com esplenectomia. Não há perigo em ligar a artéria gástrica esquerda ***(Asensio et al., 2005)***.

Pedículo mesentérico superior

Em caso de lesão na sua origem ou nos 2 cm iniciais atrás do pâncreas, a AMS pode ser ligada. A ligadura é essencial no caso de lesões associadas e no controlo de danos com laparotomia abreviada. Na maioria das vezes, o fluxo sanguíneo colateral entre o eixo celíaco e a AMI deve ser suficiente para compensar a ligadura. Por outro lado, devido ao rico sistema anastomótico nas arcadas distais, não é necessário reparar os ramos segmentares da AMS *(Asensio et al., 2007)*.

A lesão da AMS entre a borda inferior do pâncreas e as arcadas, onde há poucas anastomoses colaterais, deve ser reparada. As dificuldades técnicas são aumentadas pela diminuição do calibre da artéria devido à vasoconstrição *(Asensio et al., 2001)*. A arteriorrafia lateral com suturas interrompidas de 5-0 a 6-0 é preferida. Um retalho de veia safena pode ser usado: o desafio é restaurar o calibre arterial e evitar estenose com isquemia, ou mesmo infarto mesentérico no paciente em choque hipovolêmico. Quando a perda de substância é pequena, a anastomose término-terminal é possível. Se isto for impossível, a AMS pode ser reimplantada diretamente na aorta ou com um bypass de interposição. Um bypass ou uma prótese aorto-mesentérica de veia safena invertida é colocada a alguma distância do pâncreas (devido ao risco de fístula pancreática), idealmente perto da bifurcação da aorta. Se o doente estiver instável, outra alternativa é a colocação de um shunt arterial temporário *(Asensio et al., 2002)*.

As lesões venosas são melhor tratadas por ligadura durante o controlo de danos ou sempre que a sutura simples não seja possível. No entanto, alguns autores sugerem a reparação venosa à distância do pâncreas. No paciente estável, se o cirurgião tiver a experiência necessária, as lesões proximais podem ser reparadas de ponta a ponta, por anastomose esplenomesentérica ou bypass portomesentérico usando um enxerto de veia safena reversa *(Asensio et al., 2007)*.

A isquemia do intestino delgado é tratada através de ressecção seguida de anastomose; se o controlo de danos tiver sido efectuado, a ressecção com encerramento dos restantes segmentos intestinais pode ser realizada rapidamente.

Pedículo renal

A nefrectomia completa pode ser necessária para obter hemostasia de uma lesão do pedículo renal com perda de substância que inunda o peritoneu ou durante o controlo de danos. No entanto, a função do rim contralateral deve ser avaliada através de PIV ou TAC pré-operatórios ou, no intra-operatório, através de um urograma de contraste de injeção única. Se estas investigações não forem efectuadas, a decisão a favor ou contra a nefrectomia depende da avaliação clínica do rim oposto. Se a RPH estiver estável num doente instável, está indicado um arteriograma para diagnosticar e tratar a lesão *(Asensio et al., 2004)*.

Na ausência de radiologia de intervenção disponível, é preferível seguir o doente de perto do que abrir a RPH.

Se o doente estiver estável, as lesões de estádio IV (lesão da artéria ou da veia dentro de uma HPR contida) devem ser reparadas. Embora o tempo necessário para a reparação não deva ser debatido no doente cujo rim contralateral está ausente, é pequeno, dismórfico ou malformado, a reparação vascular só deve ser tentada em pessoas com dois rins "saudáveis" se a operação não puser em risco a vida do doente. As artérias renais podem ser reparadas com sutura direta ou com uma anastomose de ponta a ponta, normalmente com suturas 5-0 ou 6-0. Os remendos de veias são difíceis de colocar nas artérias renais. Enxertos de veia sintética ou de veia safena podem ser usados para bypasses *(Asensio et al., 2001)*. O local de implantação do enxerto é a face anterior da aorta distal. A veia renal, uma vez pinçada lateralmente, é facilmente reparada com uma sutura contínua de polipropileno 5-0. A ligadura da veia renal direita é o equivalente funcional da nefrectomia direita; a ligadura da veia renal esquerda junto à VCI deixa a possibilidade de continuação da função renal devido à drenagem venosa assegurada pelos sistemas venosos gonadal e suprarrenal. A vigilância contínua é importante para detetar o aparecimento de disfunção renal relacionada com a trombose extensa da veia renal ***(Bageacu et al., 2004)***.

Vasos mesentéricos inferiores

Quer a artéria e/ou a veia estejam lesadas, a ligadura está indicada. As consequências são menores e a isquémia intestinal é excecional ***(Asensio et al., 2002)***.

Veia cava inferior

- Segmento infra-hepático

Esta parte da VCI pode frequentemente ser reparada por sutura após o clampeamento lateral se a ferida ainda for estreita após o corte e se a sutura não resultar em estenose. Se a hemorragia persistir em feridas transfixantes, ou se o cirurgião souber que a ferida anterior resultou em perda de substância, uma segunda ferida posterior pode ser reparada através da janela da ferida anterior, após clampeamento da VCI proximal e distal *(Asensio et al., 2001)*. Este segmento da VCI é difícil de mobilizar devido às suas muitas colaterais. É melhor ampliar a ferida anterior para acessar a parede posterior da VCI para reparo. No doente estável, pode ser utilizado um retalho de veia safena para evitar a estenose, que pode ser trombogénica neste contexto *(Bowley et al., 2002)*.

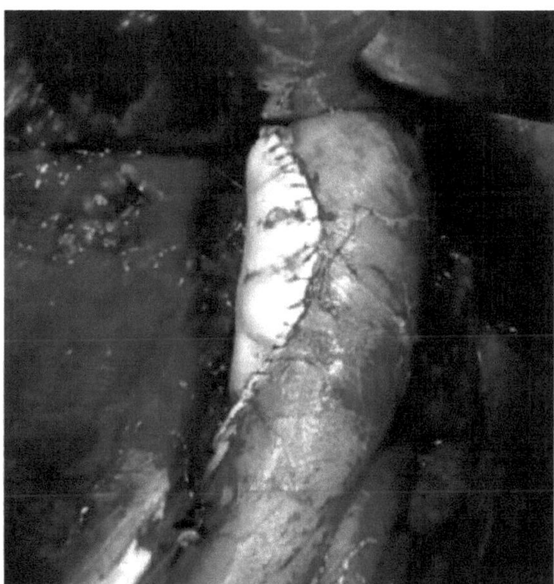

Figura 7: Reparação com um penso de PTFE de uma lesão da veia cava inferior infarenal

A ligadura da VCI infrarrenal pode ser uma manobra de salvamento. Este pode ser o caso quando existe uma grande perda de substância ou durante o controlo de danos. Após a ligadura, recomenda-se a utilização de meias de compressão elástica durante pelo menos uma semana para manter o fluxo elevado, melhorar a tolerância e prevenir o edema *(Asensio et al., 2001)*.

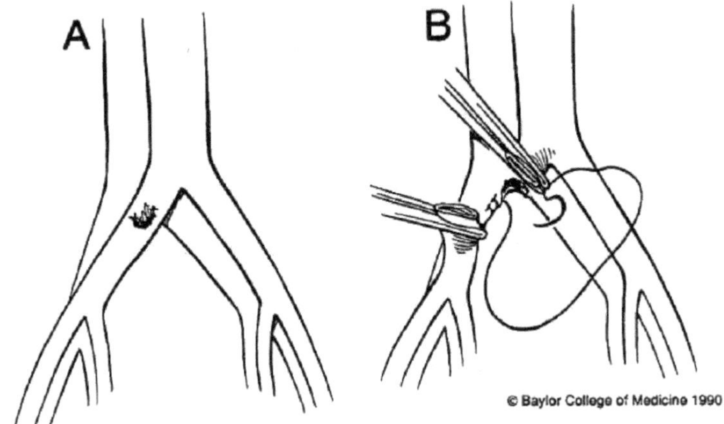

Figura 8: Divisão da artéria ilíaca comum direita para expor a bifurcação da veia cava inferior: (A) Lesão da veia cava obscurecida pela artéria ilíaca comum direita; (B) Divisão da artéria para expor e reparar a lesão da veia cava

- O segmento retro-hepático da VCI

Para os segmentos retro-hepáticos e/ou supra-hepáticos da VCI, o controlo de danos é a regra. A hemostasia definitiva é obtida durante a cirurgia secundária após a remoção do tamponamento peri-hepático. O reparo vascular deve ser tentado somente após o fracasso de uma segunda tentativa de tamponamento. Os princípios de reparação são os mesmos que para o segmento infra-hepático, sendo o problema a abordagem e a exposição da área.

O pedículo hepático

A veia porta deve ser reparada para evitar uma insuficiência hepática grave e geralmente fatal. Idealmente, as suturas monofilamentares não absorvíveis 5-0 ou 6-0 devem ser colocadas perpendicularmente ao eixo vascular para evitar estenose. No entanto, a reparação é frequentemente muito difícil: pode ser necessária uma anastomose de ponta a ponta ou enxertos de interposição (veia renal esquerda, femoral ou jugular). A vigilância por ultra-sons com Doppler é obrigatória após a reparação do portal. Na pior das hipóteses, e, particularmente durante o controlo de danos com um doente instável, a hemorragia deve ser parada por ligadura, ao preço da interrupção do fluxo portal. Sempre que esta opção é escolhida para parar a hemorragia, é necessária uma reoperação de rotina para verificar a viabilidade intestinal, resultante da hipertensão portal iatrogénica aguda. A função hepática também deve ser cuidadosamente monitorada. Stone et al. sublinharam a necessidade de realizar a ligadura portal enquanto o volume de sangue ainda está preservado e com uma artéria hepática intacta para limitar a disfunção hepática ***(Pearl et al., 2004)***.

Se o fluxo portal for preservado, a artéria hepática pode ser ligada sem qualquer consequência negativa. A artéria hepática é o único ramo da artéria celíaca cujo diâmetro permite a reparação ***(Mullins et al., 1996)***.

Vasos pélvicos

Toda a RPH pélvica contida, mesmo quando pulsátil, deve ser tratada com tamponamento e embolização radiológica. Mais uma vez, a ligadura é preferível à morte por hipovolemia. Apenas o hemoperitoneu maciço em pacientes estáveis deve ser tratado com cirurgia vascular ***(Bageacu et al., 2004)***.

As lesões da artéria ilíaca interna ou comum são tratadas por ligadura, idealmente tanto proximal como distal à ferida. As feridas por punhalada simples da artéria ilíaca externa podem ser reparadas com polipropileno 4-0 ou 5-0. Após desbridamento das bordas, a escolha é entre veia ou retalho protético, anastomose término-terminal ou bypass iliofemoral. Nos ferimentos por arma de fogo, a regra é a anastomose direta após o corte ou o bypass. Os bypasses podem ser realizados com veia safena reversa, veia ilíaca interna homolateral ou prótese de PTFE. Excecionalmente, a artéria ilíaca externa pode ser reimplantada sobre a artéria ilíaca interna (Figura 9). Perante uma contaminação importante, podem ser utilizadas anastomoses extra-anatómicas, bypasses femoro-femorais ou axilo-femorais cruzados ***(Bowley et al., 2002)***.

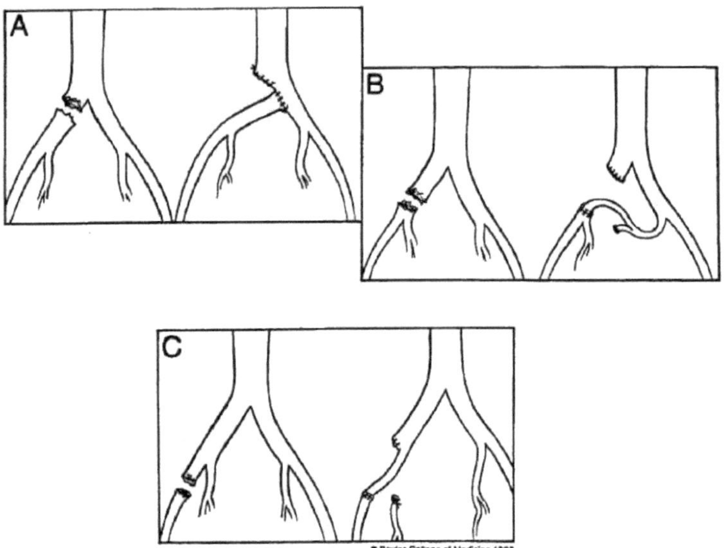

Figura 9: Possíveis transposições arteriais utilizadas para tratar lesões das artérias ilíacas comuns (A e B) e externas (C)

As pequenas lesões das veias ilíacas comuns, externas ou internas são reparadas transversalmente com suturas de propileno 5-0, para evitar estenose, ou simplesmente ligadas se a reparação for considerada impossível. Alguns autores propuseram a reparação da veia ilíaca comum pelo facto de a ligadura estar associada a uma maior mortalidade, ainda que as lesões associadas e o choque possam facilmente explicar a maior taxa de mortalidade. Em lesões críticas, Asensio et al. e Bowley et al. preferem reparar a artéria e ligar a veia, em vez de transectar a artéria para reparar a veia, mesmo quando a artéria já está lesada ***(Asensio et al., 2000 e Bowley et al., 2002)***.

Em termos práticos, em vez de se correr o risco de hemorragia intratável aquando da abertura, a HPR pélvica não deve ser explorada cirurgicamente, mesmo quando a laparotomia tenha indicado claramente que o sangue livre na cavidade peritoneal teve origem no hematoma pélvico; o risco de hemorragia intratável aquando da abertura do hematoma contra-indica esta abordagem. O risco de hemorragia intratável após a abertura do hematoma contra-indica esta abordagem. O tamponamento e a embolização endovascular são geralmente eficazes neste contexto. A exploração de uma HPR pélvica só é indicada se o tamponamento for ineficaz. Após a operação, pode ser indicada a radiologia de intervenção. Se não houver um radiologista disponível ou se a embolização não for possível devido ao ambiente hospitalar, e se o tamponamento não tiver sido eficaz, pode tentar-se a exploração cirúrgica no doente estável, mas o resultado é altamente imprevisível *(Bageacu et al., 2004)*.

No doente estável, após uma TAC com contraste intravenoso, pode ser considerada uma simples vigilância sem exploração; no entanto, deve ser excluída a perfuração da víscera oca que, se for revelada tardiamente, piora o prognóstico.

O tratamento complementar não deve ser esquecido: a fasciotomia está indicada no caso de ligadura arterial ou reparação em situações de contaminação, que podem resultar em síndromes de compartimento. Achados clínicos, angiográficos e duplex Doppler seriados podem ajudar a definir a indicação de bypass secundário *(Feliciano 1990)*.

"Cirurgia de "segunda vista

Após a reparação vascular pós-traumática, deve ser considerada a possibilidade de uma laparotomia de segunda vista, especialmente no caso de ligadura do vaso mesentérico superior ou da veia porta; todas as lesões intestinais isquémicas devem ser ressecadas e a continuidade intestinal deve ser restabelecida, se necessário; idealmente, a laparotomia de segunda vista deve ser realizada pelo menos 4 horas após a operação inicial.

No contexto de controlo de danos, a laparotomia de segunda vista deve ser efectuada 24-48 horas mais tarde.

Tratamento endovascular de lesões vasculares abdominais:

As técnicas endovasculares são cada vez mais utilizadas na fase aguda do trauma abdominal. O tratamento endovascular é reservado para pacientes estáveis, particularmente para aqueles com lesão iatrogénica, RPH contida e certos casos de lesões hepáticas. Essa alternativa menos invasiva pode diminuir a complexidade da cirurgia. No doente instável, o tratamento endovascular pode complementar o gesto cirúrgico, efectuado antes, durante ou após a operação. Nas lesões pélvicas ou no caso de lesão de vasos isolados, com uma HPR contida, esta modalidade pode ser tão eficaz como a cirurgia *(Arthurs et al., 2007)* (Figura 10).

Em termos práticos, quando um doente ferido está suficientemente estável para ser submetido a uma angiografia de diagnóstico, a hemostase endovascular deve ser efectuada através da técnica que for mais adequada. As imagens iniciais de TC no doente hemodinamicamente estável podem ser seguidas de técnicas hemostáticas angiográficas, conforme ditado pelos resultados da TC ***(Kushimoto et al., 2003)***.

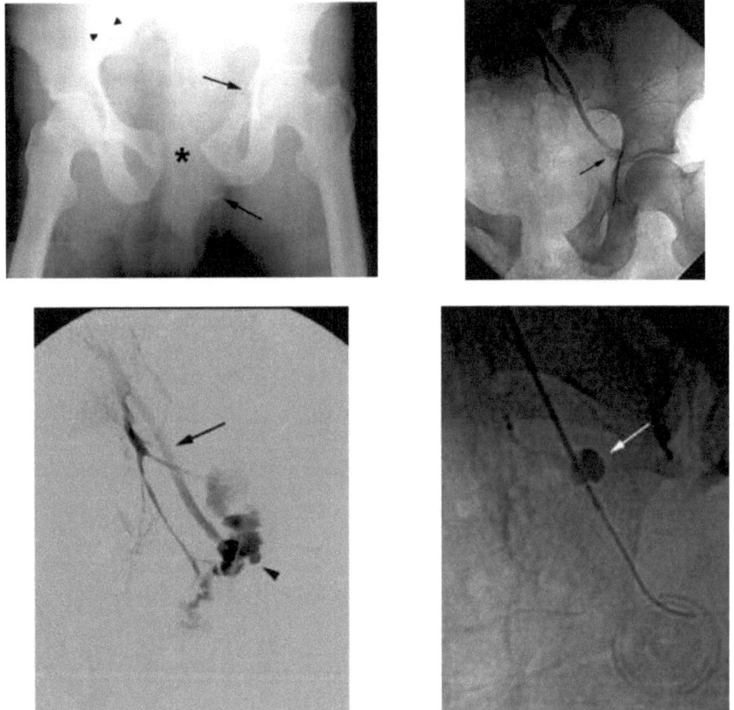

Figura 10: Homem de 39 anos que apresentou uma lesão por esmagamento após a queda de um grande andaime sobre ele. O doente estava hipotenso à chegada e foi submetido a uma angiografia pélvica. (A) A radiografia simples da pélvis mostra lesões ósseas significativas, incluindo diástase da sínfise púbica (asterisco), alargamento da articulação sacro-ilíaca direita (pontas de setas) e

fracturas do púbis esquerdo (setas). (B) Arteriografia digital ilíaca esquerda selectiva mostra truncamento abrupto da artéria ilíaca externa esquerda com extravasamento de contraste (seta). (C) Arteriografia digital de subtração selectiva esquerda; nota-se novo extravasamento (cabeça de seta) a partir da artéria ilíaca externa (seta). A artéria ilíaca externa distal não é visualizada. (D) Um cateter de oclusão por balão (seta), com balão insuflado com contraste, foi colocado na artéria ilíaca externa distal para tamponar o extravasamento, permitindo que o paciente fosse transferido para a sala de cirurgia para reconstrução cirúrgica da artéria ilíaca externa esquerda.

A primeira descrição do tratamento endovascular de lesões contundentes da aorta abdominal foi realizada em França, em 1997. Os autores utilizaram stents Wall (Boston Scientific; Natick, Massachusetts) e Palmaz (Cordis; Miami Lakes, Fla.) para reparar 2 dissecções traumáticas agudas e 1 crónica da aorta infrarrenal. Foi recomendada a utilização de stents auto-expansíveis para dissecções agudas e de stents balão-expansíveis mais rígidos para dissecções crónicas. Os autores recomendam vivamente uma tentativa inicial de reparação endovascular para lesões contundentes da aorta abdominal. Esta abordagem é menos invasiva, evita uma dissecção retroperitoneal e a aplicação de uma pinça transversal da aorta, e pode ser efectuada imediatamente após o encerramento de uma laparotomia para lesões sépticas *(Berthet et al., 2003)*.

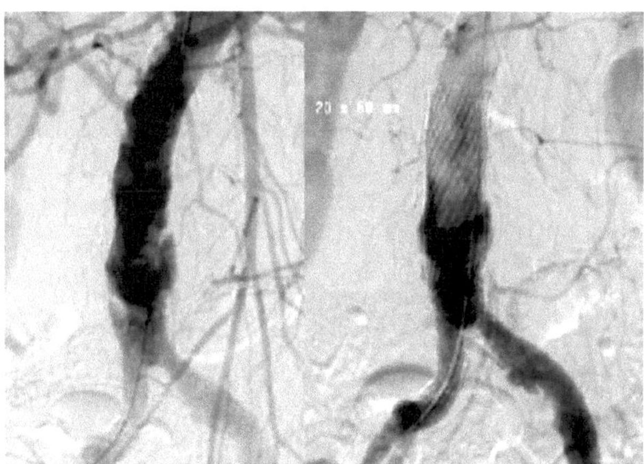

Figura 11: A lesão aórtica foi reparada com um stent de nitinol auto-expansível (60/20 mm). Trauma Abdominal Contuso de Aorta de Baixa Energia em Homem de Baixo Peso

O primeiro relato de um stent revestido para tratar esta lesão foi em 1998. Desde então, alguns autores relataram experiências semelhantes utilizando endopróteses comercialmente disponíveis. Os argumentos a favor do uso de um stent revestido versus um stent metálico estão relacionados à história natural da dissecção aórtica. Existe um risco conhecido de progressão da dissecção da aorta para degeneração aneurismática ao longo do tempo. A cobertura de uma parede aórtica enfraquecida com um stent metálico não exclui necessariamente este risco ao longo do tempo. O resultado a longo prazo de qualquer um dos métodos de reparação permanece desconhecido ***(Teruya et al., 2005)***.

O trauma contuso é o método mais comum de lesão de uma artéria renal. Existem poucos relatos na literatura descrevendo o implante de stent na artéria renal por lesão traumática com stents expansíveis por balão ou auto-expansíveis. Os potenciais benefícios desta abordagem incluem a rapidez com que o diagnóstico pode ser efectuado por angiografia convencional ou tomografia computorizada. Na maioria destas lesões, o diagnóstico é frequentemente tardio, o que tem um impacto significativo no resultado do rim afetado. As taxas de complicações não operatórias, mesmo com uma observação atenta e cuidadosa, foram registadas como sendo de 82%. O tratamento permanece controverso quando o órgão final não está ameaçado; no entanto, a maioria dos grupos recomenda o tratamento dentro de 6 a 12 horas como o fator mais crítico na preservação da função renal ***(Lee & White 2002)***.

O tratamento endovascular de fístulas arteriovenosas resultantes de lesões penetrantes do pedículo renovascular também foi recentemente relatado. O tratamento endovascular tradicional deste processo tem sido a embolização com bobina. As fístulas arteriovenosas de grandes dimensões requerem uma abordagem algo diferente devido ao risco de deslocamento da bobina e de embolização sistémica. Os stents revestidos representam uma abordagem atractiva para o tratamento de fístulas arteriovenosas de grandes dimensões nesta localização. Grandes sistemas de entrega e perfis de stents cobertos têm sido o passo limitador na abordagem dessas lesões; no entanto, sistemas de entrega mais novos e menores tornaram esse procedimento bastante simples ***(Sprouse & Hamilton 2002)***.

O tratamento endovascular da lesão traumática aguda das artérias celíaca ou mesentérica superior não foi, tanto quanto sabemos, descrito. As razões para este facto resultam provavelmente da necessidade de avaliar a viabilidade do intestino em conjunto com a reparação arterial definitiva. A combinação de técnicas endovasculares e laparoscópicas na abordagem destas lesões pode revelar-se útil no futuro.

As lesões da artéria ilíaca são das mais difíceis para os cirurgiões de trauma. As taxas de morbilidade e mortalidade deste tipo de lesões aproximam-se dos 15% e 40%, respetivamente. A utilidade da embolização angiográfica de vasos pélvicos sangrantes em associação com traumatismo pélvico contuso grave está bem documentada. Ao contrário da aorta torácica e abdominal, o traumatismo contuso é uma causa pouco frequente de lesão vascular nesta localização. No entanto, a morbidade e a mortalidade associadas a essas lesões são profundas. Tal como na aorta abdominal, a presença de placa aterosclerótica nos vasos ilíacos tem sido associada a uma maior suscetibilidade à rutura da íntima. Lyden e colegas relataram o tratamento bem-sucedido da dissecção da artéria ilíaca comum com stents auto-expansíveis após trauma abdominal contuso. Não está disponível um acompanhamento a longo prazo para a colocação de stents nas ilíacas no contexto de lesões causadas por traumatismo arterial contundente; no entanto, poder-se-ia supor que as taxas de patência a longo prazo não são muito diferentes e talvez melhores do que as da angioplastia e colocação de stents na artéria ilíaca normal ***(Lyden et al., 2001)***.

O trauma abdominal penetrante causa uma grande variedade de lesões vasculares que potencialmente se prestariam a uma abordagem endovascular no reparo. Recentemente, Yeh e colegas relataram o tratamento agudo de uma lesão por arma de fogo com hemorragia ativa na aorta abdominal. O paciente estava há duas semanas sem sofrer os ferimentos penetrantes iniciais, que incluíram múltiplas enterotomias intestinais e uma lesão aórtica que foi reparada primariamente. Três dias após o ferimento, o doente foi submetido a uma colostomia de desvio urgente devido a perdas de fezes. Duas semanas após a lesão inicial, o doente ficou hipotenso e teve uma hemorragia ativa devido à rutura de um pseudoaneurisma micótico. As tentativas de controlo operatório não foram bem sucedidas, tendo sido realizada uma abordagem endovascular com sucesso. Este relato de caso é um exemplo dramático da utilidade da terapia endovascular no contexto de um abdómen hostil com potencial contaminação séptica, onde não existem outras opções seguras para salvar a vida do doente ***(Yeh et al., 2005)***.

A lesão da veia cava é um evento raro, ocorrendo em 0,5% a 5% das lesões penetrantes e em 0,6% a 1% das lesões abdominais contundentes. Apesar da sua raridade, as lesões da veia cava representam 30% a 40% de todas as lesões vasculares abdominais e estão normalmente associadas a uma mortalidade que pode atingir os 50%. Existem poucos relatos de casos que descrevem uma abordagem endovascular no tratamento destas lesões altamente letais. Castelli e colegas descreveram recentemente a gestão bem sucedida de tais lesões com um stent coberto. A utilidade desta abordagem como ponte para a reparação aberta definitiva parece atractiva; no entanto, são necessários dados de resultados a longo prazo para tirar conclusões definitivas relativamente a uma abordagem primária a este método de reparação. Uma alternativa incluiria a utilização selectiva e cuidadosa de balões de oclusão compatíveis dentro do vaso acima e abaixo da lesão para permitir uma abordagem operatória controlada na reparação ***(Castelli et al., 2005)***.

O tratamento endovascular de fístulas aortocavais traumáticas com stents cobertos também foi descrito na literatura e merece uma investigação mais aprofundada sobre os resultados que atualmente são considerados promissores. ***(Waldrop et al., 2005)***

Controlo de danos

Controlo de danos no traumatismo vascular abdominal:

Como uma abordagem progressiva e reparações tardias podem efetivamente melhorar os resultados.

Reparações atrasadas, melhores resultados

Os avanços no atendimento pré-hospitalar e nas ressuscitações em baías de trauma melhoraram a capacidade de sobrevivência até o ponto em que pacientes gravemente feridos precisam de cirurgia. Esses pacientes geralmente apresentam exaustão fisiológica próxima, com acidose profunda, hipotermia e coagulopatia - a chamada "tríade letal da hemorragia".

Tradicionalmente, os cirurgiões reparavam definitivamente todas as lesões identificadas na operação inicial. No entanto, esta abordagem tinha uma mortalidade extremamente elevada, apesar do controlo da hemorragia anatómica. Durante o pico da violência armada na década de 1980 e na década de 1990, os centros de trauma urbanos adquiriram uma vasta experiência no tratamento destes doentes e nasceu o conceito de cirurgia de "Controlo de Danos" (CD).

Emprestado da Marinha, *o controlo de danos* refere-se a todo e qualquer método para manter um navio gravemente danificado a flutuar. Para o cirurgião de trauma, o DC descreve o processo de laparotomia abreviada e o controlo expedito da hemorragia e da contaminação, seguido de tamponamento intra-abdominal e cobertura temporária ***(MacKenzie & Fowler 2004)***.

O paciente vai da sala de cirurgia para a unidade de terapia intensiva cirúrgica (UTIC) para reanimação fisiológica. Finalmente, o paciente retorna à sala de cirurgia após a reversão da tríade letal para reparo definitivo da lesão e, se possível, fechamento da parede abdominal.

Como chegámos até aqui

Os princípios da cirurgia de CD moderna baseiam-se nos sucessos obtidos no início do século XX com o tamponamento hepático para hemorragias não controladas. Esta abordagem caiu em desuso na Segunda Guerra Mundial devido aos resultados desanimadores, mas os relatórios da década de 1970 relacionaram o tamponamento hepático terapêutico precoce com o aumento da sobrevivência ***(Richardson et al., 2000)***.

A abordagem em 4 fases

Em 1993, Michael F. Rotondo, MD, e C. William Schwab, MD, aplicaram o termo *controlo de danos* e detalharam uma abordagem padronizada de 3 fases que produziu uma taxa de sobrevivência de 58%. Quando aplicada a grupos selecionados de doentes com lesões máximas, com lesões vasculares graves, duas ou mais lesões viscerais e choque profundo, a sobrevivência aumentou para 77%. Foi adicionado um quarto passo e este logaritmo evoluiu:

- DC 0-triagem pré-hospitalar.
- CD I-laparotomia abreviada.
- DC II - Reanimação na UCI e exame terciário.
- DC III-re-exploração comreparações definitivas.
- **Indicações para DC**

A morbilidade associada que acompanha o processo de CD exige uma seleção adequada dos doentes e o momento certo para a sua realização. Embora a lesão hepática grave e a coagulopatia progressiva sejam as indicações mais frequentes, a lista continua a aumentar (Tabela 2) ***(Richardson et al., 2000)***.

Quadro 2: Indicações para a abordagem de controlo de danos

- Inability to achieve hemostasis due to coagulopathy
- Inaccessible major venous injury
- Time-consuming procedure in patient with suboptimal response to resuscitation
- Management of extra-abdominal life-threatening injury
- Reassessment of intra-abdominal contents
- Inability to reapproximate abdominal fascia due to visceral edema

Os factores-chave na seleção de doentes para a CD dividem-se em 3 categorias: condições, complexos e factores críticos

Tabela 3: Factores-chave na seleção de doentes para CD

CONDITIONS	
	High energy blunt torso trauma
	Multiple torso penetrations
	Hemodynamic instability
	Presenting coagulopathy and/or hypothermia
COMPLEXES	
	Major abdominal vascular injury with multiple visceral injuries
	Multifocal or multicavitary exsanguinations with concomitant visceral injuries
	Multiregional injury with competing priorities
CRITICAL FACTORS	
	Severe metaboloic acidosis (pH <7.30)
	Hypothermia (temperature <35°C)
	Resuscitation and operative time >90 min
	Coagulopathy as evidenced by development of nonmechanical bleeding
	Massive transfusion (>10 units packed red blood cells)

Fases da DC:

DC 0: Triagem pré-hospitalar

No CD 0, o tempo é imperativo quando a equipa avalia o padrão de lesão e a fisiologia de um doente como críticos e inicia os princípios do CD. Os tempos de cena truncados para o SME e a rápida passagem pela baía de trauma são essenciais para levar o paciente para a sala de cirurgia, onde o controle da hemorragia é melhor abordado ***(Feliciano 2004)***.

Os passos importantes nesta fase incluem a obtenção de acesso intravenoso de grande calibre, intubação de sequência rápida para controlo das vias aéreas, colocação e descompressão de sonda nasogástrica ou orogástrica, colocação de tubo torácico (se a ausência de sons respiratórios ou crepitação o indicarem), manobras de reaquecimento precoce e ressuscitação precoce de produtos sanguíneos. A colocação de uma sonda nasogástrica é contra-indicada se o doente tiver sinais de traumatismo facial ou de fratura basilar do crânio.

Necessidades de imagiologia

A ressuscitação com grandes volumes de cristalóides aumenta o risco de edema subsequente e coagulopatia dilucional. Uma radiografia do tórax após a intubação pode confirmar a posição do tubo e identificar hemo e/ou pneumotórax imediatamente tratáveis. No doente com traumatismo contuso instável, uma radiografia pélvica pode identificar fracturas pélvicas significativas que devem ser estabilizadas temporariamente para reduzir o volume pélvico e ajudar a tamponar a hemorragia ***(Bowley et al., 2002)***.

Em caso de suspeita de traumatismo contuso, é essencial adotar precauções contra a coluna vertebral, incluindo um colar cervical, até se excluir uma lesão definitiva. Um exame FAST (focused abdominal sonography in trauma) pode confirmar rapidamente uma hemorragia intraperitoneal quando o exame físico é equívoco e há suspeita de traumatismo multicavitário. Este exame veio substituir a lavagem peritoneal diagnóstica (LPD) em muitas instituições.

DC I: Laparotomia abreviada

Os principais objectivos da DC I são controlar a hemorragia, limitar a contaminação e a resposta inflamatória subsequente e conseguir o encerramento temporário da parede abdominal para proteger as vísceras e limitar a perda de calor. Idealmente, tudo isso é realizado em menos de 2 horas. O bloco operatório deve ter o equipamento essencial pronto

A exposição é o primeiro passo fundamental na reparação abreviada de lesões vasculares abdominais. Normalmente, é necessária uma rotação visceral medial esquerda e/ou direita para expor os vasos localizados centralmente. O acondicionamento isolado é adequado para algumas lesões vasculares, nomeadamente venosas.

Se a lesão for passível de ser tratada, a arteriorrafia rápida ou a veinorrafia é o tratamento de eleição. Quase todos os vasos abdominais podem ser ligados com morbidade limitada. No entanto, a ligadura da aorta principal, das artérias ilíacas externas e da AMS proximal está associada a uma isquemia devastadora dos tecidos e/ou do intestino. Isto pode exigir a amputação do membro ou a ressecção extensa do intestino delgado ***(Johnson et al., 2001)***.

Utilização de shunts temporários

Os shunts intraluminais temporários são fáceis de colocar e mantêm a perfusão dos órgãos terminais. Os laços de seda ou torniquetes de Rumel fixam-nos no local. Utilizar a maior derivação que caiba facilmente dentro do vaso. As derivações carotídeas de Argyle e as derivações de Javid funcionam bem em vasos de tamanho médio, enquanto os tubos torácicos são adequados para condutos maiores. Embora os relatos sobre a derivação de vasos abdominais sejam limitados a relatos de casos, os resultados têm sido encorajadores ***(Aoki et al., 2001)***. (Figura 12)

Os cateteres balão insufláveis, como os cateteres Foley ou Fogarty, podem estancar hemorragias persistentes provenientes de locais inacessíveis ou de vasos incontroláveis. Podem ser colocados diretamente na ferida de entrada do míssil ou da faca, diretamente no defeito do vaso lesado ou na parte proximal de um vaso lesado.

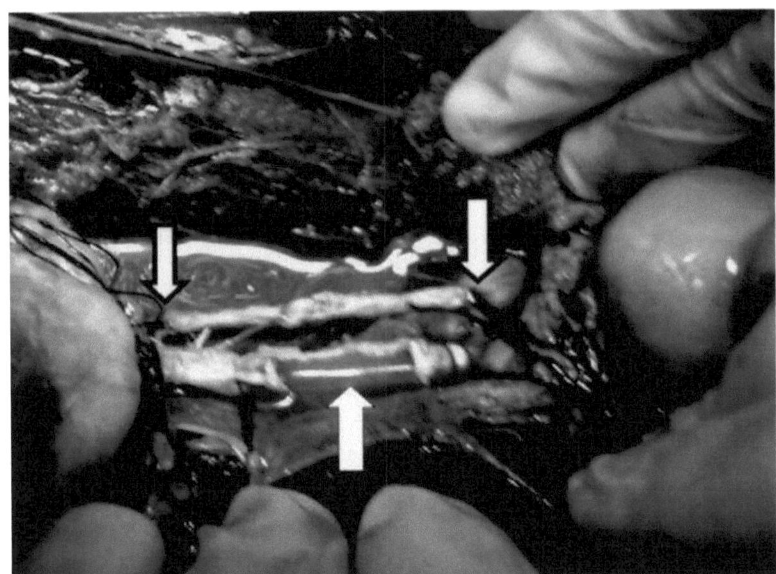

Figura 12: Exemplo de shunts intraluminais temporários Lesões na artéria e veia ilíacas direitas. Devido ao estado crítico do doente, a veia foi ligada e a artéria foi desviada com um cateter. A reconstrução arterial definitiva foi efectuada 24 horas mais tarde.

Prevenir a contaminação

Depois de tratar a hemorragia, a prioridade seguinte é limitar a contaminação. O controlo do derrame do conteúdo intestinal e da urina de lesões viscosas ocas é imperativo.

Controlo do conteúdo intestinal. As pinças Babcock podem controlar inicialmente lesões intestinais simples. Uma sutura contínua de camada única marcada para reinspecção pode facilitar a reparação mais tarde. Segmentos intestinais lesionados mais extensos podem ser isolados com fita umbilical circunferencial proximal e distal ou divididos com dispositivos de agrafagem.

Lesões ureterais. As opções de tratamento para lesões ureterais durante a CD incluem ligadura e exteriorização.

Trato biliar. A drenagem intra ou extraluminal pode aliviar temporariamente os efeitos nocivos das enzimas pancreáticas e da bílis nos tecidos circundantes. Mais uma vez, colocar todos os drenos lateralmente para que não interfiram com as opções de encerramento temporário da parede abdominal.

Conclusão de DC I

O CD I não está completo até que todo o sangramento cirúrgico esteja controlado. Embora a UCIP seja a próxima paragem habitual na sequência, um doente pode necessitar de radiologia de intervenção (IR) para alcançar ou prolongar a estabilidade hemodinâmica *(Bowley et al., 2002)*. Isto é particularmente verdadeiro no caso de lesões complexas hepáticas, retroperitoneais e pélvicas ou musculares profundas que não são passíveis de controlo operatório ou que exigiriam uma exploração demorada num doente coagulopático.

A equipa cirúrgica deve contactar a equipa de IR no início do DC I se suspeitar da necessidade de radiologia de intervenção.

DC II: Reanimação na UCI e exame terciário

O objetivo do DC II é reverter as sequelas do choque, especificamente a tríade letal de hipotermia, acidose e coagulopatia. O paciente hipotérmico corre um risco 4 vezes maior de morrer. Se a última temperatura corporal do paciente na sala de cirurgia foi inferior a 35°C, o risco de morte é quase 40 vezes maior do que em pacientes eutérmicos *(Feliciano 2004)*.

Estratégias de reaquecimento

As equipas cirúrgicas e da UCI devem utilizar todas e quaisquer medidas para o reaquecimento do núcleo , incluindo o aumento da temperatura ambiente, o aquecimento de fluidos intravenosos e o circuito do ventilador. Isso inclui a reaplicação de uma manta de ar quente por convecção anteriormente e, se disponível, a colocação de uma almofada de aquecimento com circulação de fluidos nas costas e nas coxas.

Medidas mais agressivas incluem a lavagem pleural, gástrica e vesical com fluidos aquecidos. Podem ser necessários dispositivos de circulação extracorporal, como bypass venoso ou arteriovenoso através da canulação de vasos femorais, para corrigir rapidamente a hipotermia grave (temperatura central de 2832°C).

Luta contra a coagulopatia

A coagulopatia, um resultado direto tanto da hipotermia como da diluição ressuscitadora dos factores de coagulação, é tratada através da administração agressiva de plasma fresco congelado, plaquetas e crioprecipitado se os níveis de fibrinogénio baixarem. O fator VII ativado recombinante (rFVIIa) é um tratamento relativamente novo para a coagulopatia clínica que as medidas padrão não resolvem.

Reanimação com produtos sanguíneos

A acidose metabólica que resulta do choque hipovolémico e da isquemia dos tecidos provoca uma desacoplagem dos receptores beta-adrenérgicos. Isto diminui a resposta do organismo às catecolaminas endógenas e exógenas e manifesta-se numa diminuição do débito cardíaco e hipotensão ***(MacKenzie & Fowler 2004)***.

O tratamento inclui uma reanimação com predominância de produtos sanguíneos para otimizar o fornecimento de oxigénio, o débito cardíaco e os parâmetros de coagulação. No mínimo, a monitorização da pressão venosa central e da pressão arterial invasiva deve orientar esta reanimação. Em doentes idosos com outras comorbilidades, pode ser necessário um cateter de PA.

Sedação e antibiose

Durante o DC II, o paciente deve permanecer sedado com suporte ventilatório completo. A paralisia química pode promover a sincronia com o ventilador e evitar a interrupção da formação de coágulos no abdómen aberto.

Continuar a administração de antibióticos com excelente atividade contra bactérias anaeróbias obrigatórias e facultativas, dependendo do grau de contaminação da ferida. Uma avaliação física terciária completa, que inclua radiografias, deve ajudar a identificar quaisquer lesões ósseas ou dos tecidos moles que não tenham sido detectadas. Nesta altura, recrutar consultores para todas as reparações definitivas e discutir a ordem das reparações.

DC III: Reexploração, reparação

Na CD III, o doente é submetido a uma lavagem abdominal diária, reinspecção e substituição do penso de vácuo.

Complicações:

As lesões vasculares viscerais estão associadas a elevadas taxas de morbilidade. A síndrome do compartimento abdominal é bastante comum na presença de qualquer lesão vascular abdominal (Figura 13). Outras complicações importantes incluem trombose, deiscência de linhas de sutura e infeção *(Deree et al., 2007)*.

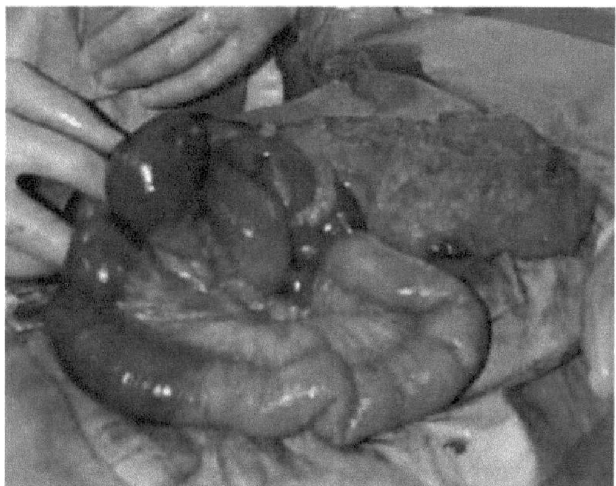

Figura 13: Síndrome do compartimento abdominal - laparotomia descompressiva

As síndromes do compartimento abdominal e a hemorragia secundária são as principais razões para uma reoperação precoce. A sépsis e a disfunção multiorgânica são responsáveis por 90% das mortes pós-operatórias *(Arvieux & Letoublon 2005)*.

A oclusão de vasos não é incomum quando os reparos são realizados em vasos com vasoconstrição, como o SMV. A síndrome de hipovolemia sistémica e hipervolemia intestinal é comum quando o SMV é ligado porque há pouco fluxo venoso da circulação entérica e tempo limitado para o desenvolvimento de colaterais venosos. *(Asensio et al., 2001)*, O ciclo de hipotermia, acidose, coagulopatia e disritmias cardíacas é comum entre os pacientes com lesões vasculares abdominais, não sendo as lesões vasculares viscerais uma exceção. Talvez a complicação mais importante diga respeito à viabilidade dos vasos do intestino delgado e grosso, que ocorre com frequência, particularmente em doentes com lesões das três primeiras zonas da AMS ou lesões combinadas da AMS e da VSM, quando as reparações cirúrgicas requerem maior complexidade, como é o caso dos que necessitam de reconstrução com um enxerto de veia safena reversa autógena ou politetrafluoroetileno *(Asensio et al., 2003)*.

A tabela a seguir revela as complicações relatadas durante o tratamento de lesões vasculares abdominais: *(Asensio et al., 2007)*

Tabela 4: Complicações registadas durante o tratamento de doenças abdominais

Intra-operative complications:
• Coagulopathy
• Abdominal closure very difficult or impossible
• Iatrogenic vascular injury
• Gas embolism (IVC wound)
Early complications:
• Sepsis, multivisceral dysfunction
• Respiratory failure, pneumonia
• Acute hepatic failure (ligation of the portal vein)
• Anemia
• Acute kidney failure
• Reno vascular arterial hypertension
• Reperfusion syndrome
• Compartment syndrome (legs)
• Distal ischemia of lower limbs
• Mesenteric ischemia
• Thrombosis of repair (especially portal vein, SMA and renal artery, rarely iliac artery)
• Lower limb edema
• Hemobilia
Immediate complications:

- Hemorrhage (suture-line breakdown or missed lesion)
- Abdominal compartment syndrome
- Infection of prosthetic bypass
- Secondary peritonitis
- Acute ischemia of lower limbs

Late complications:

- Chronic kidney failure
- Renovascular arterial hypertension
- Pseudoaneurysm
- Biliary fistule
- Intestinal fistule
- Aortoenteric fistule (non-protected repair)
- Short small intestine syndrome
- Secondary thrombosis (especially portal vein and superior mesenteric vein) with segmental or prehepatic portal hypertension
- Arterovenous fistula

MORTALIDADE:

As lesões vasculares viscerais têm uma taxa de mortalidade significativa. A estimativa de uma verdadeira taxa de mortalidade média é difícil porque a maioria das séries que tratam de lesões vasculares abdominais não comunicam uma taxa de mortalidade separada para os doentes com lesões dos vasos sanguíneos viscerais. Do mesmo modo, muitos investigadores excluem os doentes que exsanguinaram ou que foram submetidos a toracotomia com DE e sucumbiram. A mortalidade pode ser analisada numa base temporal e subdividida em mortalidade precoce e tardia. A maioria das mortes precoces é causada por exsanguinação. Os pacientes que se apresentam em choque têm taxas de mortalidade extremamente elevadas. Asensio et al, numa série de 35 pacientes com lesões da AMS, relataram uma incidência de exsanguinação de 37%, que é maior do que a incidência de 25% relatada anteriormente por Asensio e Asensio e lerardi para essas lesões. Asensio et al, num grande estudo multi-institucional de 250 doentes, registaram uma taxa de mortalidade de 39% (97 de 250); destes doentes, 69 (71%) morreram no bloco operatório ou nas primeiras 24 horas de admissão, quer por exsanguinação quer por causas relacionadas com a lesão; os outros 28 doentes (29%) sucumbiram a complicações no período pós-operatório ***(Asensio et al., 2000)***.

Para ilustrar as taxas de mortalidade das lesões de vasos viscerais, a literatura foi extensivamente revista. Um total de 50 lesões do eixo celíaco foi analisado a partir de 10 séries da literatura ***(Degiannis et al., 1996)***. A taxa de mortalidade para pacientes com essas lesões varia de 38% a 75% (Tabela 5).

Tabela 5: Lesões do eixo celíaco descritas na literatura

Study	Year	No. Patients	Mortality Rate(%)
Patman	1964	1	75
Perdue	1968	7	NR
Perry	1971	2	NR
Mattox	1975	3	NR
Graham	1978	13	38
Kashuk	1982	6	0
Adkins	1985	1	0
Asensio	1999	10	50
Davis	2001	6	NR
Kavic	2001	1	0

Tabela 6: Lesões da AMS descritas na literatura:

Study	Year	No. Patients	Mortality Rate (%)
Patman	1064	4	NR
Perdue	1968	4	25
Drapanas	1970	3	NR
Perry	1971	7	NR
Fullen	1972	8	37
Ledgerwood	1972	1	0
Kelly	1975	4	NR

Mattox	1975	5	NR
Graham	1978	45	40
Phillips	1979	1	NR
Ekbom	1081	5	NR
Lucas	1981	15	33
Kashuk	1982	6	33
Sirinek	1983	20	30
Accola	1986	22	68
Courcy	1988	6	67
Adkins	1985	3	33
Collins	1988	6	17
Sirinek	1985	12	19
Jackson	1992	2	NR
Asensio	1999	35	54
Asensio	2000	28	54
Asensio	2001	250	39
Davis	2001	9	50

Da mesma forma, foi analisado um total de 501 lesões da AMS de 23 séries da literatura, revelando taxas de mortalidade para lesões da AMS que variam de 0% a 67% (Tabela 6). Poucos dados estão disponíveis descrevendo a taxa de mortalidade para pacientes com lesões da AMI. Foram analisadas 5 séries com 16 pacientes da literatura ***(Asensio et al., 1999)*** e revelam uma ampla faixa de mortalidade, de 0% a 100% (Tabela 7). Um total de 100 lesões do SMV foram analisadas na literatura! relatando uma taxa de mortalidade que varia de 0% a 57% (Tabela 8). Não existem dados significativos disponíveis na literatura sobre a taxa de mortalidade de pacientes com lesões do VMI *(Davis et al., 2001)*.

Tabela 7: Lesões da artéria mesentérica inferior relatadas na literatura:

Study	**Year**	**No. Patients**	**Mortality Rate (%)**
Patman	1964	1	0
Perdue	1968	1	100
Graham	1978	8	0
Asensio	1999	3	0
Davis	2001	3	NR

Tabela 8: Lesões da veia mesentérica superior relatadas na literatura:

Study	**Year**	**No. Patients**	**Mortality Rate (%)**
Perdue	1968	5	20
Kelly	1075	6	NR
Ekbom	1981	10	NR
Kashuk	1983	10	20
Stone	1982	42	36
Sirinek	1983	12	25
Courcy	1988	12	50
Adkins	1985	7	0
Sirinek	1985	13	19

Collins	1988	4	25
Donahaue	1988	3	0
Jackson	1992	2	NR
Davis	2001	21	29
Asensio	2001	33	57

Lesões vasculares iatrogénicas no abdómen

Não é invulgar que os vasos sejam lesados durante uma cirurgia abdominal para tratamento de tumores malignos ou outros procedimentos. Alguns procedimentos são particularmente propensos a causar lesões nos vasos abdominais. De seguida, abordam-se alguns deles. Os princípios de reparação são essencialmente os mesmos que para as lesões traumáticas causadas por acidentes ou violência.

Lesões laparoscópicas:

Os trocartes utilizados para o acesso laparoscópico causam frequentemente lesões nos principais vasos sanguíneos do abdómen. Em caso de lesão da aorta ou da veia cava, o resultado pode mesmo ser fatal. A agulha de insuflação também pode causar lesões graves. As lesões são mais comuns em doentes magros que tenham sido previamente submetidos a operações abdominais e em doentes nos quais seja utilizada uma técnica cega para a inserção do trocarte (ver figura 14). Quando o sangue retorna através do trocarte ou da agulha, deve suspeitar-se de uma lesão grave. Outra situação que indica lesão vascular ocorre quando o doente fica hipotenso ou quando o abdómen incha rapidamente antes de o gás ser insuflado. ***(Asensio et al., 2000)*** Se a aorta ou as artérias ilíacas estiverem lesadas, a conversão para uma operação aberta através de uma incisão na linha média para obter um controlo proximal é necessária para salvar o doente. A reparação lateral ou, ocasionalmente, a interposição de enxertos é geralmente possível para a reparação final. A lesão vascular também pode ocorrer durante o próprio procedimento, durante a dissecção por manuseamento descuidado dos instrumentos e, ocasionalmente, por afastadores. Uma vez que a visualização é dificultada pela hemorragia, recomenda-se sempre a reparação aberta.

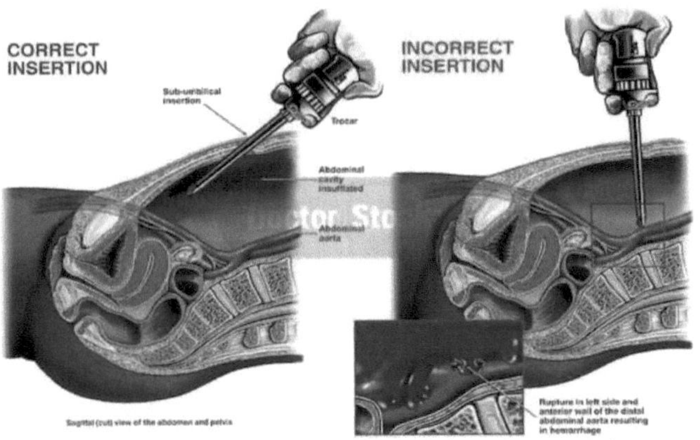

Fig. 14: Lesões vasculares iatrogénicas; lesão laparoscópica.

Artérias e veias ilíacas durante a cirurgia de tumores malignos na pelve:

A distorção da anatomia pélvica é comum na doença maligna. Por conseguinte, os procedimentos cirúrgicos para a remoção de tumores são frequentemente difíceis e, por vezes, as lesões, especialmente das veias, são inevitáveis para possibilitar a excisão radical. A lesão torna-se óbvia pela hemorragia e, uma vez que normalmente são as veias que são lesadas, o controlo é feito por compressão. A reparação definitiva é frequentemente mais difícil. Se as veias principais, como as ilíacas, estiverem danificadas, é possível suturar o orifício durante o controlo do fluxo de entrada e saída, manualmente ou com bastões de esponja. É necessário reduzir o sangramento o suficiente para que o orifício possa ser visualizado adequadamente para o reparo. Muitas vezes, no entanto, é a ilíaca interna ou, melhor, os ramos desta veia que sangram ***(Asensio et al., 1999)***. O controlo suficiente para a reparação é, então, quase impossível de conseguir, e as tentativas de aplicar suturas "cegas" pioram frequentemente a hemorragia. Quando a hemorragia é moderada, a simples compressão pode, por vezes, estancá-la definitivamente. Caso contrário, deve ser aplicada cola de fibrina, seguida de um novo período de compressão manual. Se a reparação cirúrgica for impossível e a compressão e as terapias locais tiverem sido tentadas sem sucesso, a única forma de reduzir a hemorragia pode ser ligar as artérias ilíacas internas. Antes desta medida, o cirurgião deve verificar se o estado de coagulação do doente é o melhor possível. O risco de provocar uma necrose do músculo glúteo é considerável, mas pode ser indicado ocasionalmente. Se o estado do doente for suficientemente estável e a sala de operações estiver equipada para procedimentos cirúrgicos e endovasculares combinados, permitindo a angiografia para identificar o local da hemorragia e o enrolamento seletivo dos ramos dos vasos hemorrágicos, este risco pode ser consideravelmente reduzido. Numa situação extrema, a zona pélvica com hemorragia pode ser embalada com um saco intestinal preenchido com várias compressas atadas entre si. A parede abdominal é fechada, permitindo que a abertura do saco de plástico com a extremidade das compressas fique saliente. A doente é então levada para a UCI para "controlo dos danos" e as compressas e o saco de plástico são posteriormente retirados um ou dois dias depois.

Lesões da artéria ilíaca durante procedimentos endovasculares:

A perfuração e dissecção das artérias ilíacas comuns e externas são comuns durante os procedimentos endovasculares, mas raramente conduzem a hemorragias graves. Na maioria das vezes, as complicações podem ser tratadas através da colocação imediata de um stent ou da reparação de uma endoprótese. (ver figura 15) Ocasionalmente, o sangramento continua ou não é descoberto durante o procedimento, e o paciente apresenta sintomas algumas horas após o procedimento.

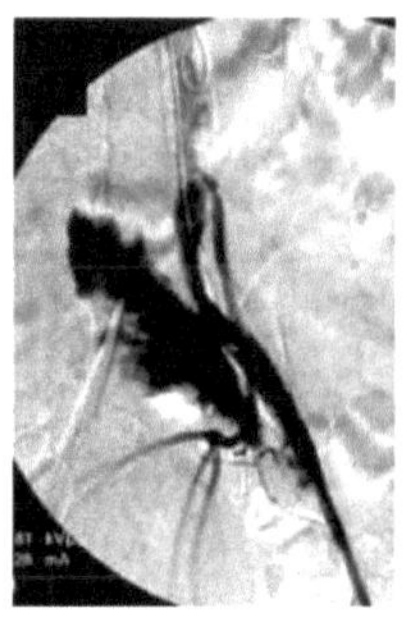

A.

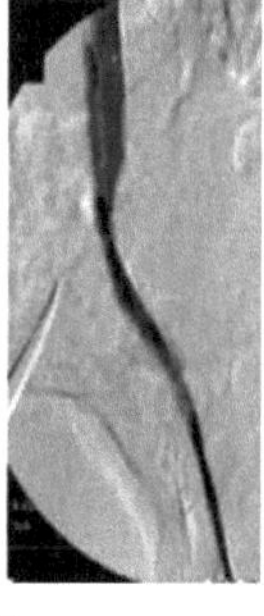

B.

Figura 15: Angiografia da artéria ilíaca. *A,* Extravasamento da artéria ilíaca após angioplastia com balão e colocação de stent. *B,* A perfuração foi selada pela colocação criteriosa de um stent coberto.

Muitas vezes, o doente queixa-se de dores abdominais fortes no flanco do lado lesionado. O abdómen apresenta uma sensibilidade positiva e o estado geral do doente mostra sinais de hemorragia contínua. Em caso de dúvida, uma TAC pode confirmar o diagnóstico, mas o diagnóstico é geralmente óbvio. A maioria dos doentes é instável e deve ser levada para o bloco operatório para reparação imediata. Recomenda-se então uma incisão na linha média, pois permite o controlo proximal da aorta distal, se necessário. O hematoma dificulta a identificação do local da lesão, sendo o bypass seguido de ligadura da artéria ilíaca comum a melhor forma de tratamento. Para além de um bypass iliofemoral, uma boa opção é a realização de um bypass femorofemoral. Se a artéria for stentada até à bifurcação aórtica, é quase impossível ligá-la ou encontrar um local para a entrada de um bypass. Por conseguinte, o procedimento requer ocasionalmente um bypass a partir da aorta e a divisão da artéria ilíaca.

Lesões Iatrogénicas Durante Procedimentos Ortopédicos:

A cirurgia do disco lombar causa lesões na aorta ou na artéria ilíaca comum em 1-5 de cada 10.000 operações. O mecanismo é a laceração causada pelos instrumentos especiais utilizados para a excisão do disco herniado. Esta lesão apresenta-se geralmente como uma hemorragia substancial na ferida, com uma hipotensão sistémica associada. Ocasionalmente, o diagnóstico torna-se evidente após o procedimento, quando os sinais de choque se desenvolvem durante as primeiras horas de pós-operatório. Ainda mais comum é o achado de uma fístula arteriovenosa ou pseudo-aneurisma, que é diagnosticado a qualquer momento, desde algumas horas após o procedimento até vários anos de pós-operatório. Os achados sugestivos de tais lesões são, por ordem decrescente de frequência, hematomas, insuficiência cardíaca, dor abdominal e hipotensão. O nível discal onde a cirurgia é efectuada determina qual o vaso que fica lesado. Nos níveis L4-L5 e L5-S1, a artéria e a veia ilíacas comuns são lesadas. Mais acima, a aorta e a veia cava estão em risco. Para uma reparação de emergência, é necessária uma incisão na linha média para exposição, sendo aplicáveis os mesmos princípios que para outros tipos de traumatismo: reparação lateral, remendo ou inserção de enxerto. As fístulas arteriovenosas e os pseudo-aneurismas podem também ser tratados por via endovascular. Durante a artroplastia da anca, os vasos ilíacos externos ou a artéria femoral comum podem ser lesados. Embora seja pouco frequente em procedimentos primários, acontece mais frequentemente durante as revisões devido à necessidade de remover material protésico anterior e às alterações anatómicas causadas pela cirurgia anterior. O lado esquerdo é mais frequentemente lesado. O mecanismo é por vezes lacerações diretas por parafusos acetabulares, dissecção ou lesão por tração, mas o mais comum é a destruição dos vasos por cimento. A reparação arterial é realizada após a obtenção do controlo proximal da artéria ilíaca comum. Normalmente, uma incisão em forma de "taco de hóquei" é suficiente para obter exposição. Os segmentos de vasos destruídos pelo cimento necessitam de interposição de enxerto ou de um bypass.

Referências

Accola KD, Feliciano DV, Mattox KL, et al. (1986): Traumatic injury of the proximal superior mesenteric artery. J Trauma 26:313-319.

Aoki N, Wall M, Demsar J, et al. (2001): Predictive model for survival at the conclusion of a damage control laparotomy. Am J Surg. 180:540-545.

Arthurs ZM, Sohn VY, Starnes BW. (2007): Trauma vascular: gestão e técnicas endovasculares. Surg Clin N Am. 87:1179-92.

Arvieux C, Letoublon C. (2000): La laparotomie ecourtee. J Chir. 137:133-41.

Arvieux C, Letoublon C. (2005): Laparotomie ecourtee pour traitement des traumatismes abdominaux severes: principes de technique et de tactique chirurgicales. Techniques chirurgicales - Appareil digestif. Paris: EMC (Elsevier SAS). 40-095.

Asensio JA, Berne JD, Chahwan S, Hanpeter D, Demetriades D, Velmahos GC, Murray J, Shoemaker W, Berne TV. (1999): Traumatic injury to the superior mesenteric artery. Am J Surg 178(3): 235-239.

Asensio J A, Britt LD, Borzotta A, et al. (2001): Experiência multi-institucional com a gestão de lesões da artéria mesentérica superior. J Am Coll Surg 193: 354-366.

Asensio JA, Chahwan S, Hanpeter D, Demetriades D, Forno W, Gambaro E, Murray J, Velmahos G, Marengo J, Shoemaker WC, Berne TV. (2000): Operative management and outcome of 302 abdominal vascular injuries. AAST-OIS Correlaciona-se bem com a mortalidade. Southwestern Surgical Congress. Am J Surg 180(6): 528-534.

Asensio JA, FornoW, Roldain G, et al. (2002): Lesões vasculares viscerais. Surg Clin N Am. 82(1):1-20.

Asensio JA, Hanpeter D, Gomez H, Chahwan S, Orduna S, McDuffie L. (2000): Exsanguination. In: Shoemaker W, Greenvik A, Ayres SM, Holbrook PR (eds) Textbook of critical care, 4 edn. Saunders, Philadelphia, capítulo 4, pp 37-47.

Asensio JA, Lejarraga M. (2000): Lesão vascular abdominal. In: Demetriades D, Asensio JA (eds) Trauma handbook. Landes Biosciences, Austin, capítulo 34, pp 356-362.

Asensio JA, McDuffie L, Petrone P, et al., (2002): Variáveis fiáveis no doente exanguinado que indicam o controlo de danos e prevêem o resultado. Am J Surg, no prelo. Ann Surg 144:549.

Asensio JA, Petrone P, Garcia-Nunez L, Healy M, Martin M, Kuncir E. (2007): Superior mesenteric venous injuries: to ligate or to repair remains the question. J Trauma. 62(3): 668-75.

Asensio JA, Petrone P, Kimbrell B, Kuncir E. (2005): Lições aprendidas no manejo de 13 lesões do eixo celíaco. South Med J. 98(4):462-6.

Asensio JA, Petrone P, Roldai NG, Kuncir E, Ramicone E, Chan L. (2004): A evolução da consciencialização das orientações para a instituição do controlo de danos melhorou os resultados na gestão do abdómen aberto pós-traumático? Arch Surg. 139: 209-14.

Asensio JA, Petrone P, Roldan G, et al. (2003): Análise de 185 lesões dos vasos ilíacos: factores de risco e preditores de resultado. Arch Surg. 138:1187-94.

Asensio J A, Roldan G, Petrone P, et al. (2001): Lesões vasculares abdominais: lesões da aorta. Surg Cl N Am. 81(6):1395-416.

Asensio J A, Wall M, Minel J, et al. (2001): Practice management guidelines for emergency department thoracotomy. J Am Coll Surg 193:303-309.

Asensio JA: (2000): Lejarraga M: Lesão vascular abdominal. *Em* Demetriades D, Asensio JA (eds): Trauma Handbook. Austin, TX, Landes Biosciences Co. pp 356-362

Asensio. JA, Hanpeter D, Gomez H, et al. (2000): Exanguination. *Em* Shoemaker W, Greenvik A, Ayres SM, et al. (eds): Textbook of Critical Care, ed 4.

Philadelphia, WB Saunders. pp 37-47

Bageacu S, Kaczmarek D, Porcheron J. (2004): Conduite a tenir devant un hematome retroperitoneal d'origine traumatique. J Chir. 141:243-9.

Berthet JP, Marty-Ane CH, Veerapen R, Picard E, Mary H, Alric P. (2003): Dissecção da aorta abdominal em trauma contuso: Endovascular or conventional surgical management? *J Vasc Surg.* 38(5):997-1003.

Billy LJ, Amato J J, Rich NM: (1971): Lesões da aorta no Vietname. Cirurgia 70:385-391.

Bongard FS, Wilson SE, Perry MO: (1991): Lesões vasculares na prática cirúrgica. Appleton & Lange, Norwalk, Connecticut. pp 165-184.

Bowley DMG, Degiannis E, Goosen J, Boffard KD. (2002): Trauma vascular penetrante em Joanesburgo, África do Sul. Surg Clin N Am. 82(1):221-36.

Braslow B, Brooks AJ, Schwab CW. (2005): Damage Control. In: Mahoney PF, Ryan JM, Brooks AJ, Schwab CW, eds. Ballistic Trauma: a Practical Guide. 2 ed.. Londres, Reino Unido: Springer;. 180208.

Buckman Jr RF, Miraliakbari R, Badellino MM. (2000): Lesões venosas justa-hepáticas: uma revisão crítica das estratégias de gestão relatadas. J Trauma. 48:978-84.

Castelli P, Caronno R, Piffaretti G, Tozzi M. (2005): Reparo endovascular de emergência para lesão traumática da veia cava inferior. *Eur J Cardiothorac Surg.* 28(6):906-908.

Cheek RC, Pope JC, Smith HF, et al. (1975): Diagnosis and management of major vascular injuries: A review of 200 operative cases. Am Surg 41:755-760.

Davis TP, Feliciano DV, Rozycki GS, et al. (2001): Resultados do trauma vascular abdominal na era moderna. Am Surg 67:565571.

Degiannis E, Velmahos GC, Levy RD, Wouters S, Badicel TV, Saadia R. (1996): Lesões penetrantes das artérias ilíacas: uma experiência sul-africana.

Surgery. 119(2):146-50.

Deree J, Shenvi E, Fortlage D, et al. (2007): Fatores do paciente e ressuscitação na sala de cirurgia predizem a mortalidade na lesão traumática da aorta abdominal: uma análise de 20 anos. J Vasc Surg. 45:493-7.

Feliciano DV, Bitondo CG, Mattox KL, Burch JM, Jordan GL Jr, Beall AC Jr, De Bakey ME. (1984): Civilian trauma in the 1980's. A 1-year experience with 456 vascular and cardiac injuries. Ann Surg 199:717-724.

Feliciano DV, Burch JM, Graham JM. (1999): Lesão vascular abdominal. In: Mattox KL, Feliciano DV, Moore EE (eds) Trauma, 4th edn. McGraw Hill, Nova Iorque, capítulo 35, pp 783-805.

Feliciano DV. (1988): Lesões vasculares abdominais. Surg Clin N Am. 68(4):741-55.

Feliciano DV. (1996): Vasos abdominais. In: Ivatury R, Cayten CG (eds) The Textbook of penetrating trauman. Williams and Wilkins, Baltimore, capítulo 56, pp 702-716.

Feliciano DV. (2004): Lesões Vasculares Abdominais. In: Mattox KL, Feliciano DV, Moore EE, eds. Trauma. 5 ed.. Nova Iorque, NY: McGraw-Hill. 755-777.

Feliciano VD. (1990): Manejo do hematoma retroperitoneal traumático. Ann Surg. 211(2):109-23.

Flannigan DP: (1992): Civilian vascular injuries. Philadelphia, Lea & Febiger. pp 176-190.

Fleming WB: (1961): Um caso de tentativa de reparação dos vasos mesentéricos superiores. Aust N Z J Surg 31:151-154.

Friedman SG. (1989): A History of Vascular Surgery. Mt. Kisco, NY, Futura Publishing.

Fullen WD, Hunt J, Altemeier WA: (1972): O espetro clínico da lesão penetrante da circulação arterial mesentérica superior. J Trauma 12:656-664.

Johnson JW, Gracias VH, Schwab CW, et al. (2001): Evolution in damage control for exsanguinating penetrating abdominal injury. J Trauma. 51:261-271.

Kuehne J, Frankhouse J, Modrall G, et al. (1999): Determinantes da sobrevivência após trauma da veia cava inferior. *Am Surg.* 65(10):976- 981.

Kushimoto S, Arai M, Aiboshi J, et al. (2003): The role of interventional radiology in patients requiring damage control laparotomy. J Trauma. 54:171-176.

Lee JT, White RA. (2002): Endovascular management of blunt traumatic renal artery dissection. *J Endovasc Ther.* 9(3):354-358.

Lyden SP, Srivastava SD, Waldman DL, Green RM. (2001): Dissecção da artéria ilíaca comum após trauma contuso: relato de caso de reparo endovascular e revisão da literatura.*J Trauma.* 50(2):339- 342.

MacKenzie EJ, Fowler CJ (2004): Epidemiologia. In: Mattox KL, Feliciano DV, Moore EE, eds. Trauma. 5 ed., New York, NY. Nova Iorque, NY: McGraw-Hill;. 21-39.

Mattox KL, Feliciano DV, Burch J, Beall AC Jr, Jordan GL Jr, De Bakey ME. (1989): Cinco mil setecentos e sessenta lesões cardiovasculares em 4 459 pacientes. Evolução epidemiológica de 1958 a 1987. Ann Surg 209:698-705.

Moore EE, Burch JM, Franciose RJ, Offner PJ, Biffl WL. (1998): Restauração fisiológica faseada e cirurgia de controlo de danos. World J Surg 22:1184-1190.

Moore EE. (1996): Staged laparotomy for the hypothermia, acidosis and coagulopathy syndrome. Am J Surg 172:405-410.

Mullins RJ, Huckfeldt R, Trunkey DD. (1996): Lesões vasculares abdominais. Surg Clin N Am. 76(4):813-32.

Neyman EG, Corl FS, Fishman EK. (2002): Avaliação 3D-CT de implantes metálicos: princípios, técnicas e aplicações. Crit Rev Comput Tomogr. 43:419-52.

Offner PJ, De Sousa AL, Moore E, et al. (2001): Avoidance of abdominal compartment syndrome in damage-control laparotomy after trauma. Arch Surg. 136:676-80.

Pearl J, Chao A, Kennedy S, Paul B, Rhee P. (2004): Lesões traumáticas da veia porta: estudo de caso. J Trauma. 56(4): 779-82.

Perdue GD, Smith RB: (1968): Lesões vasculares intra-abdominais. Cirurgia 64:562-568.

Richardson DJ, Franklin GA, Lukan JK, Carrillo EH, Espanha DA, Miller FB, et al. (2000): Evolução no tratamento do trauma hepático: uma perspetiva de 25 anos. Ann Surg. 232: 324-30.

Richardson JD, Bergamini TM, Espanha DA, et al. (1996): Estratégias operatórias para o manejo de ferimentos por arma de fogo na aorta abdominal. Surgery. 120:667-71.

Santucci RA, McAninch JW (2000): Diagnosis and management of renal trauma: past, present, and future. J Am Coll Surg. 191(4):443-51.

Shirkey AL, Quast DC, Jordan GL. (1967): Divisão da artéria mesentérica superior e função intestinal. J Trauma 7:7-24.

Sprouse LR, Hamilton IN, Jr. (2002): O tratamento endovascular de uma fístula arteriovenosa renal: colocação de um stent coberto. *J Vasc Surg.* 36(5):1066-1068.

Stone H, Strom P, Mullins R. (1983): Gestão da coagulopatia major com início durante a laparotomia. Ann Surg. 197:532535.

Teruya TH, Bianchi C, Abou-Zamzam AM, Ballard JL. (2005): Endovascular treatment of a blunt traumatic abdominal aortic injury with a commercially available stent graft.*Ann Vasc Surg.* 19(4):474-478.

Tillman BW, Vaccaro PS, Starr JE, Das BM. (2006): Utilização de um balão de oclusão endovascular para controlo de hemorragia venosa ininterrupta. J Vasc Surg. 43:399-400.

Tyburski JG, Wilson RF, Dente C, et al. (2001): Factores que afectam as taxas de mortalidade em pacientes com lesões vasculares abdominais. J Trauma 50:1020-1026.

Van Den Berghe G, Wouters P, Weekers F, et al. (2001): Intensive insulin therapy in critically ill patients. N Engl J Med. 345:1359-67.

Waldrop JL, Jr., Dart BW, Barker DE. (2005): Tratamento endovascular com endoprótese de uma fistula aortocaval traumática. *Ann Vasc Surg.* 19(4):562-565.

Wolf YG, Rivkind A. (2002): Trauma vascular em ferimentos por arma de fogo de alta velocidade e ferimentos por estilhaços em Israel. Surg Clin North Am. 82:237-44.

Yeh MW, Horn JK, Schecter WP, Chuter TA, Lane JS (2005): Endovascular repair of an actively hemorrhaging gunhot injury to the abdominal aorta. *J Vasc Surg.* 42(5):1007-1009.

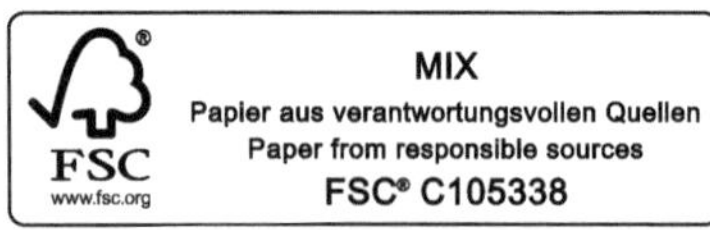

Printed by Books on Demand GmbH, Norderstedt / Germany